基礎作業学実習ガイド
作業活動のポイントを学ぶ

岩瀬義昭 編著　浅沼辰志・佐藤浩二 著

協同医書出版社

装幀‥‥岡 孝治

目　次

◆

概説　作業活動について ……………… 1

◆

木　　工〔作品：本立て〕……………… 5

◆

革細工〔作品：小銭入れ〕……………… 45

◆

陶　　芸〔作品：湯のみ〕……………… 85

◆

概説　作業活動について

岩瀬　義昭

　作業療法は，身体又は精神に障害のあるひとや障害が起こるであろうと予測されるひと達の主体的な生活や活動の自立促進をめざして働きかけを行う．作業療法は様々な手段を用いて対象者（当事者）の治療・指導・援助を行うが，その手段は各種作業活動，用具の提供と相談・指導・調整の3つに区分される．手段のひとつである各種作業活動は，生活活動，身体運動活動，仕事・学習活動と手工芸等の活動に分類される．これらの作業活動は，対象者（当事者）の生活にとって有意義で価値のあるもの，そしてその治療・指導・援助の目的に適合したものでなければならない．そのためには，作業活動に含まれる運動的，感覚・知覚的，認知・心理，知的・精神などの各要素を理解し段階づけを行う必要があるし，場合によっては物理的環境の調整や家族・介護者への指導・教育も必要になる．

　手工芸等の活動には，手工芸（革細工，木工，陶芸，織物，編み物，モザイク，籐細工，はり絵等），芸術活動（絵画，音楽，写真，書道，生け花，茶道，俳句・川柳等），ゲーム（囲碁，将棋，ペグボード等）や園芸（花壇，菜園等）が含まれる．これらのいくつかは医療において戦前から治療的に利用されてきた作業活動であるし，日本に作業療法が制度として導入された以後も積極的に利用されてきた．

　残念ながら，作業療法白書（日本作業療法士協会創立20周年を記念して「1985」が発刊され，その後5年毎に発刊されてきた）の「使われる作業活動について（作業療法の手段）」で調査された結果の変遷を概観すると，上位に位置していた手工芸は時代とともに徐々にその位置を下げてきていることがわかる．この傾向は手工芸のいくつかの活動に共通してうかがえる．この理由のひとつには，浅沼が「木工」で分析し論述している事項と同様の傾向があると推測される．さらに，もうひとつの理由として理学療法士作業療法士学校養成施設指定規則の改正による基礎作業学実習時間数の減少による影響が考えられる．平成元年改正前に，作業療法技法として教授されていた時間数は，少ない学校で120時間，多い学校で300時間の実習時間数に及んでいた（全9校中5校が200時間以上）．さらに，平成11年の改正では教育内容が大綱化された．それまで授業時間数（基礎作業学：講義30時間，実習135時間）とされていたものが単位数（基礎作業学と作業療法概論を合わせ基礎作業療法学6単位）に置換された．平成元年改正では，基礎作業学実習には作業技術実習を含むこと（別表第2備考欄）と明記されていたが，大綱化後は作業技術実習時間数は各学校養成施設毎に裁量ができるようになった．この結果，学生時代に基礎作業学実習を教わる時間数が減少したために，作業療法士となってから

● 概説　作業活動について ●

臨床で手工芸等の活動を活用することが難しくなってきていると推測する．

しかし，作業療法は，理学療法士及び作業療法士法第2条で「‥‥応用的動作能力又は社会的適応能力の回復を図るため，**手芸，工作**その他の作業を行わせること‥‥」と定義されている（強調引用者）．法の定義に従って作業療法士としての仕事をするためには，手工芸等の活動を十分に活用する必要がある．そのためには，手工芸に関する様々な知識と技術を学習し身につけるべきである．

手工芸等の活動を治療的に応用するために必要な知識と技術

1) **手工芸自体に関する特性：**　その歴史はいつからなのか（有史以前，古代，近代，現代から），地理や気候による違いはあるのか（北と南，山岳と海洋，植生など），文化的背景（民族，宗教，農耕と牧畜，食習慣，性差，貧富など）も含めた知識が必要である．また，生産品の対価はどの程度に設定され，社会の中でどのように流通し，ひとびとに消費されてきたのか，生産に携わるひとは社会階層のどこに位置づけられ，他のひとびとからどのように思われてきたのか等の社会学的知識も必要である．さらに，手工芸等の活動に対するひとびとの思いには，その属する世代や地域・風習等の影響があることを配慮していただきたい．

2) **材料について：**　各手工芸によって使用する材料は違う．その種類と数量（多い，少ない），入手方法（簡単，困難），価格（高価，廉価）や保管・保全方法（湿度・毒性や火気などの管理に注意を要する，要しない）を知る必要がある．そして，材料の性質（気体，液体，固体，加工しやすい難しい）と品質（生産される材料は，季節・気候・風土によって差がある）を理解し，場合によっては違う材料を用いる手法も知っておきたい（初めて導入する手工芸については，必要な材料を一式取り揃えるより材料セットを用いた方が安上がりな場合もある．また，小・中学校用の学習教材のセットは価格が低く抑えられて経済的負担が少ない）．

3) **道具について：**　これも材料と同様であり，各手工芸毎に使用する道具は違う．その種類と数量，入手方法，価格や保管・保全方法（特に刃物類については注意を要する）を知る必要がある．そして，道具の性質を知りその使用方法の知識・技術を習得する必要がある．習熟した職人は市販の道具を使いやすいように改良・改変して用い，時には自分の手に合った道具を作ることもある．作業療法ではその境地に達する必要はないが，道具を他の道具に変更して用いる方法や工夫して用いる方法を知るべきである．

4) **工程について：**　作品が完成するまでの工程はどのようになっているのかを分析する知識を学んでおいて欲しい．手工芸活動はいくつの工程に分かれるのか，工程毎に使う材料と加工に用いる道具は何か，作業時の姿勢，動作や運動の階層構造はどのようなものかを分析できなければならない．また，工程区分の方法も視点によって異なってくる．それらの

● 概説　作業活動について ●

方法は，エネルギー消費，疲労，能率，動作，時間，経費，精神的・肉体的負担度によって分析手法が異なってくる．

5) **各工程で用いられる要素**：　ひとは多様な機能を持っているが，それらは作業活動を遂行する要素として運動的，感覚・知覚的，認知・心理，知的・精神に区分される．ひとは様々な場面に応じてその機能の幾つかを組み合わせ活用して生きている．手工芸活動でも同様であるから手工芸を遂行するために，運動的，感覚・知覚的，認知・心理，知的・精神の各要素がどのように用いられるかを理解する必要がある．ある手工芸で一つの作品を作る場合，全工程において各要素が同じ程度に活用されるのではなく，各工程毎に用いられる要素が異なると考えて欲しい（p.7，表2参照）．

6) **疾病や障害の影響**：　疾病や障害はひとに対して様々な影響を与え，その影響の度合いもひとりひとり異なっている．ひとの心身機能・身体構造の障害と活動制限・参加制約が健康状態にどのように影響し合っているか，また手工芸活動を提供されるひととその個人的因子や環境的因子の背景（文化・習慣・生活）との相互の影響具合を理解する必要がある．

　　ある疾病・障害の影響を具体的に同定することにより，ひとつの手工芸活動を選択した理由が明確になる．上記の1)～5)の項目と合わせて考えることにより，この手工芸活動を適当だと判断した理由を対象者（当事者）に比較して説明できることとなる．ひとつの手工芸がある疾病や障害に有効であるといった紋切り型の説明を考えるのではなく，ある手工芸のどの工程が疾病や障害のある側面にどのように効果があるとの具体的説明を考えるべきである．

7) **対象者（当事者）への説明**：　「作業療法士業務指針」にあるように，作業療法士は作業療法の開始前，「患者又はその家族に」対して複数の手工芸活動の治療目的や効果（長所だけでなくマイナス面も含む），リスクと作品が完成するまでに必要な時間や費用等の詳しい内容の説明を行う必要がある．そして対象者（当事者）による選択と決定機会を経て，はじめてある手工芸活動への導入の同意が得られると考えていただきたい．

8) **教授法**：　専門基礎科目や専門科目で習得する学習理論や指導方法を活用して欲しい．特に「基礎作業学」で学ぶ学習理論には「行動分析」「社会的学習」や「問題解決」等があり，「動機づけ」「目標設定」「覚醒レベル」「記憶理論」「フィードバック」「コンピテンス」や「フロー」等の概念を活用しての指導方法を学んでいるはずである．また，「学習の集中と分散」「全習法と分習法」「適応」「段階づけ」を作業活動で用いる重要性も習得していると思う．

　　私の祖父は柾葺き職人であったが，ひとに教えるために話すことは下手であった．職人は優れた技術は持っていても，教師ではないので概して口下手で教え下手である．弟子に対しての教授も，職の手順や道具・材料の使い方等を口で教えるよりは「見て盗め」といった態度で臨むことが多いし，越前にある禅寺の修行僧のように日々の生活の型から入る方法をとる場合もある．しかし，作業療法では，対象者（当事者）の背景因子（個人・環境）

● 概説　作業活動について ●

を配慮したうえで心身機能・身体構造，活動と参加の水準に対応した「教授の基本的態度」をうまく活用し手工芸活動を指導する必要がある．

本書のねらいとねがい

　本書は，第1に作業療法を学ぶ学生が具体的な作品の製作過程を通して作業活動（手工芸）に共通の構造・治療的特徴を種目ごとに理解すること，第2にこれらによって他の手工芸にも共通の，材料・道具・工程が互いに関連するという構造と，それを治療的に用いるという観点を学ぶこと，第3に理解し学んだ事項を他の手工芸にも応用できることを目指して編集した．

　学生が道具・材料・工程を細かに意識化できるようになって欲しいと願っている．また，臨床実習や将来の臨床現場で作業活動（手工芸）を治療や評価に具体的に活用し，さらには作業療法効果の検証まで及んでいただけるとありがたい．そして，多くの作業療法士が臨床で手工芸等の作業活動を活発に使用されることを願っている．

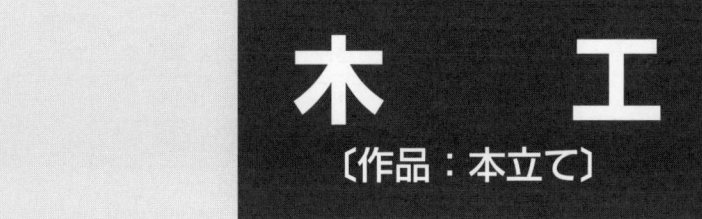

木工
〔作品：本立て〕

浅沼　辰志

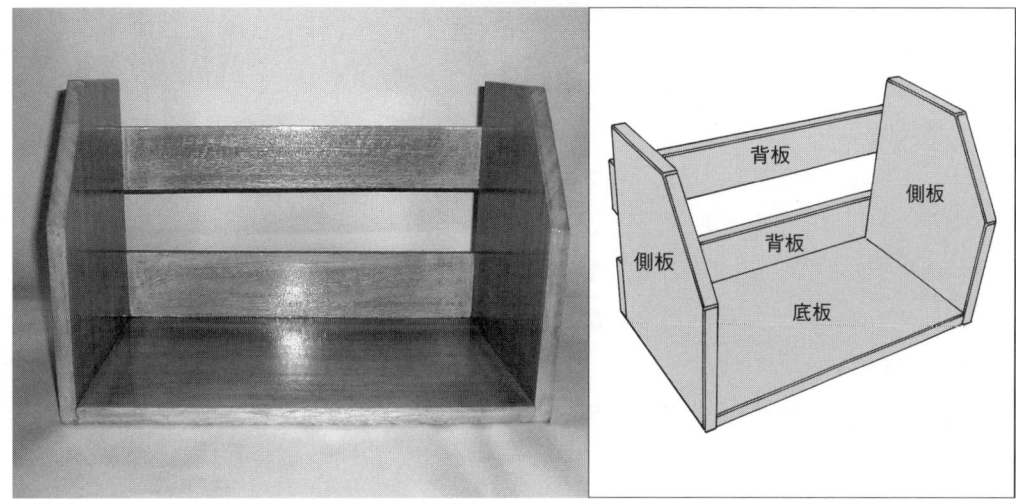

はじめに

　私たちが日常生活において楽しみにしていることには，人と会って話す，映画やスポーツをみる，外出する，料理を作るなど，一人であるいは複数で，また活動が能動的・受動的にかかわらず様々なものがある．木工は，ある人には特別な意味を持たないが，ある人には楽しみを，あるいは収入を与えてくれるなど，様々な意味をもった活動の一つである．作業療法において木工は，評価・治療の手段として，また自助具の作製などに関連して，その技法や知識が活用される．なお，木工で一つの作品を完成させる場合，一つ一つの工程に，作業の正確さが求められ，それが作品の出来栄えに大きく影響することを認識しておく必要がある．また，構想の段階では創造性が必要だが，設計図が出来上がってしまえば，工程や手順，道具などもほぼ決まった，枠組みのはっきりした作業である．

治療場面での木工の利用

　作業療法の場面で木工がどの程度利用されているかについて，1995年と2000年版の作業療法白書で比較した（表1）．身体障害分野では，手工芸などの種目数が減少するとともに，木工の利用率は半減していた．治療・指導・援助の重点が日常生活活動へ移っているためと考え

● 木　工 ●

表1　木工作業の利用率（木工作業を用いたことがある施設の割合）

分　野	身体障害	精神障害	発達障害	老年期障害
1995年	53.1%	35.9%	2.40%	16.1%
2000年	24.2%	55.5%	—	13.0%

1995年　「作業療法の種別とその頻度」の「個別」欄より抽出.
2000年　「医療領域作業療法の手段」の「実施した作業種目」欄より抽出.

られる．精神障害分野では特定の種目の利用率が高まっており，木工もその一つであった．解説の「養成校における実習で学んだ種目が選択されやすかったようである」ことと，個別処遇が広がって利用される機会が増えたのではないかと考えられる．発達障害分野では2000年は10％以下の利用率のため挙がっていなかった．スキルの未発達な対象者にはほとんど適用できない活動であるためと考えられる．老年期障害分野での利用率もあまり高くなかった．身障と同様にアプローチの中心が，日常生活活動におかれているためと考えられる．医療・福祉の方向が在宅あるいは地域に向かっていることから当然かもしれない.

　以上のように精神障害分野を除いて木工の利用率はあまり高くなかった．木工が身近な作業活動の一つであるにもかかわらず，身体障害の分野では，サンディングのように単一の機能回復のための要素的作業として用いられることが多かった．しかし，材料，道具，工程，作業に応じて必要とされる技能など様々な要素を対象者の機能レベルに沿って，工夫・変更することで作業を遂行することができる．その結果，作品を完成させることができれば有能感や達成感を刺激し，対象者の変化を導くことができると考えられる．木工の持つ治療的意義について，作業療法ガイドラインの各項目の中から木工に該当すると思われる項目を抽出して，表2のような整理を行ったので参考にされたい．

● 木　工 ●

表2　木工作業の治療的な意義

		作業工程 項目	プランニング	製図・木取り	鋸挽き	鉋かけ	釘打ち	ヤスリかけ	塗装
基本的能力	運動	協調性		◎	◎	◎	◎	◎	◎
		巧緻性		◎	◎	◎	◎	◎	◎
		筋力			◎	◎	◎	◎	△
		筋持久力			◎	◎	◎	◎	△
		全身持久力			◎	◎	◎	◎	○
		関節可動域		◎	◎	◎	◎	◎	○
		随意性			◎	◎	◎	◎	○
	感覚・知覚	視覚	◎	◎	○	○	○	○	○
		表在感覚			○	○	○	○	○
		固有感覚			◎	◎	◎	◎	○
		立体知覚	◎	◎	○	○	○	○	○
		平衡感覚	◎	◎	◎	◎	◎	◎	◎
	認知・心理	注意・集中	○	○	○	○	○	○	○
		視空間認知	◎	◎	○	○	○	○	○
		感情・情緒			◎	◎	◎	◎	◎
		意欲	◎	○	△	○	△	○	◎
応用的能力	起居	座位保持	○	◎	△	△	△	△	△
		立位保持			◎	◎	◎	◎	◎
	上肢動作面	リーチ	○	◎	◎	◎	◎	◎	◎
		把持(握り・摘む)	◎	◎	◎	◎	◎	◎	◎
		保持	◎	◎	◎	◎	◎	◎	○
		両手動作	◎	◎	◎	◎	◎	◎	○
		道具操作		◎	◎	◎	◎	◎	◎
	知的・精神面	計算能力	◎	◎					
		行為・企画能力	○	○	○	○	○	○	◎
		理解力・判断力	◎	◎	◎	◎	◎	◎	◎
		問題解決能力	◎	◎	◎	◎	◎	◎	◎
		学習能力	◎	◎	○〜△	○〜△	○〜△	○〜△	○〜△
		防衛機制			◎	◎	◎	◎	◎
		現実検討	各工程における出来栄えや完成作品を通じて◎						
		障害受容	上欄の現実検討を通じて○						
		整理・整頓	○	○	◎	◎	◎	◎	◎
社会的適応能力	個人生活適応	掃除			◎	◎	◎	◎	○
		ごみ処理			◎	◎	◎	◎	○
		安全管理			◎	◎	◎	◎	◎
		健康管理			○	△			
		作業耐久性	座位◎	◎	◎	◎	○	◎	◎
	職業的適応	作業能率			○	○	○	○	○
		指示理解	○	○	△	△	△	△	△
		作業習慣	◎	◎	◎	◎	◎	◎	◎
		作業習熟			◎	◎	◎	◎	◎
		心理的耐久性		○	○	○	○	○	○
		正確さ	◎	◎	◎	◎	◎	◎	○
		巧緻性	◎	◎	◎	◎	◎	◎	◎
	余暇活動面		趣味的活動として，またハウスキーピングとして◎						

治療目標と作業工程に，◎：強い関連性がある　○：関連がある　△：しいて言えば関連づけられる　と思われるものをマークした．

● 木　工 ●

I 材料

1 木，その種類と特徴

　我が国は森林資源に恵まれ，建築，家具，種々の道具などの材料として木材が用いられてきた．家屋をはじめ，私たちの生活の中には木の文化が深く根付いている．作業療法士が木工を治療で用いる場合は，趣味，職業，地域における文化・特色などもふまえて用いるべきである．

木工で用いられる木材の種類と特徴

　木材の種類は，大別すると，広葉樹，針葉樹，合板（ベニヤ板），集成材，削片板，繊維板である．治療に木工を適用するにあたっては，木材の硬さや工作の容易さなどの特徴から，作業の難易度が段階づけられる．参考までに樹種ごとの特徴をまとめた（表3）．ベニヤ合板以下の木質材料は，変形や割れといった木材の弱点をカバーしている．集成材，削片板，繊維板は残材や廃材で作られるので，木材の再利用に果たす役割も大きい（図1）．

- 合板：丸太を回して皮をむくように薄くはいだり，平らに製材した木をスライスした単板（たんぱん）を奇数枚，繊維方向が直角となるよう交互に重ねて接着した板をいう．
- 集成材：挽き板または小角材等をその繊維方向を平行にして接着した木材をいう．
- 削片板（パーティクルボード）：木材を細かく切削し，これに接着剤を加えて形成し，熱と圧力を加えた板である．
- 繊維板（ファイバーボード）：木材を繊維状にほぐし，成型して板にしたもので，密度により硬・中・軟質繊維板の3種類がある．

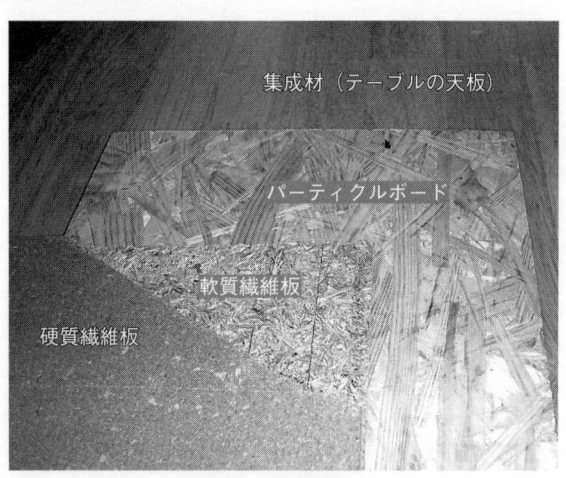

図1　木質材料

製材木取り

　切り出された樹を製材し，板や角材にすることを製材木取りという．同じ樹でも木取りの部

● 木　工 ●

表3　材料の種類と特徴

	種類	用途	特徴	硬さ	工作	A
針葉樹	スギ(杉)	建築, 建具, 家具, 割り箸	繊維通直, 割れやすい	軟・中	容易	
	ヒノキ(檜)	建築, 建具, 家具, まな板, 風呂桶	緻密, 耐水性, 芳香, 殺菌作用, 狂い少	軟	容易	○
	アカマツ(赤松)	建築, 器具(盆)	緻密, 木目・肌美, 耐久性大	軟	容易	
	エゾマツ	建築, 建具	繊維通直	中	易	○
	ベイヒ(米檜)(ホワイトシーダ)	建築, 建具, 家具	緻密, ヒノキに似るが耐久性劣る		易	
	ベイスギ(米杉)(レッドシーダ)	建築, 建具, 家具	繊維通直, 耐久性大	軟	易	
広葉樹	キリ(桐)	たんす, 器具(箱類), 家具, 琴	繊維通直, 難燃性, 光沢, 狂い少, 防湿	軟	易	○
	クルミ(胡桃)(ウォールナット)	家具, 装飾材	木目美, 光沢, 耐久性大	中	中	
	ホウ(朴)	家具, 彫刻, 漆器木地	緻密, 肌美, 繊維通直, 狂い少	軟・中	易	○
	カツラ(桂)	家具, 彫刻	緻密, 狂い少, 軽い	軟・中	易	
	シナ(榀)	家具, 器具, 彫刻, 合板	均質, 肌目精, 狂い少	軟・中	易	○
	ナラ(楢)	家具, 器具	肌目粗, 柾目面の虎斑美, 割れやすい	硬	難	
	カエデ(楓)	家具, 器具(箱物), 造作	緻密, 木目美, 光沢	硬	やや難	
	ケヤキ(欅)	建築, 家具, 器具, 彫刻	木目美, 光沢, 耐水湿	硬	やや難	
	セン(栓)	家具, 器具	肌目粗	中	易	
	白ラワン	家具, 造作, 合板	繊維交差, 耐久性劣	軟	易	○
	赤ラワン	家具, 造作, 合板	繊維交差, 肌目粗, 伸縮, 狂い大	中	易	○
	チーク	家具, 装飾材, 造船材	繊維通直, 重, 伸縮少, 耐久性大	硬	難	
ベニヤ合板	普通合板	コンクリート型枠, 天井, 机, 家具, 建具, 壁	耐水性により完全・高度・普通合板に分類. 繊維方向による性質の違いを少なくしている.		易～中	○
	特殊合板	家具, 装飾, 吸音, 美観, 強度	有孔, 化粧張り, プリント, 加熱圧縮による成型等用途により様々な製法.			
集成材		柱など	節や割れを除いた板や木片をつなぎ合わせ, 重ねて接着したもの.			
削片板		建築	パーティクルボードと呼ばれる. 最近は廃棄木材が使われリサイクルに貢献.			
繊維板		建築	ファイバーボードと呼ばれる. 残材・廃材の有効利用.	硬・中軟質		

A欄：初心者向きの材に○印

● 木　工 ●

分や取り方により木材の性質は異なる．作業療法士がこの工程に関わることは皆無だが，無垢の板を選ぶ時には必要な知識である．

1) 木取りと木目（図2）

年輪に対して，接線方向に挽いた板を板目板，半径方向に挽いたものを柾目板という．木目は，板目板では山形や等高線状の不規則な模様となり，柾目板ではまっすぐな縦縞模様となる．図2には木材各部の呼び方も付した．

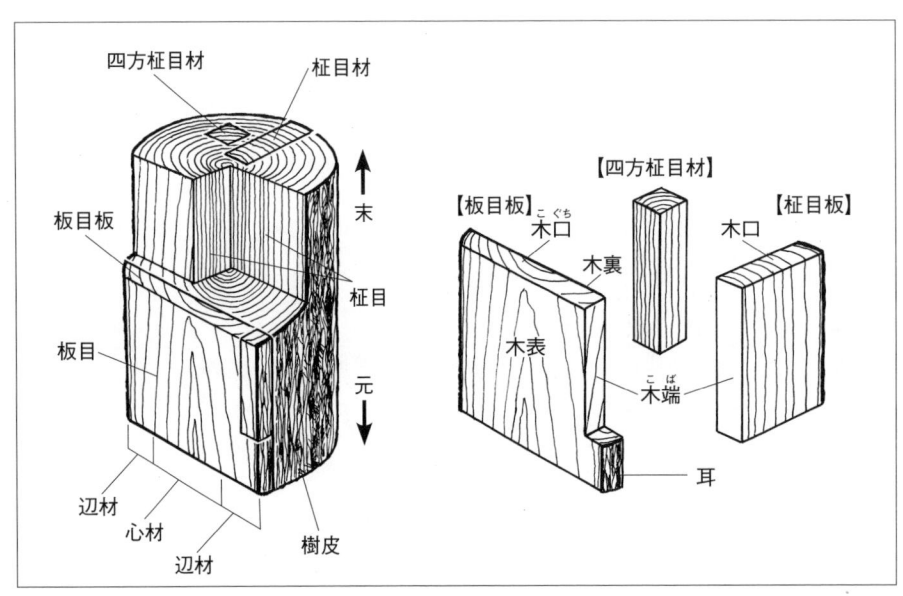

図2　木取りと木目

2) 木材の性質

木材は乾燥に伴い収縮し，水分を吸収すると膨張するため，変形したり割れたりする（図3）．そのため，作品を作る場合には良く乾燥した木材（含水率14%以下）を使うことが大切である．また，その方が強度も高い．乾燥に伴う木材の収縮の程度は，一般に繊維方向で0.1～0.3%，半径方向2～8%，接線方向4～14%といわれている．板目板は木表（辺材に近い側）の収縮が大きく，柾目板より反りなどの変形が大きい．変形や割れといった性質をカバーしているのが，合板や集成材である．

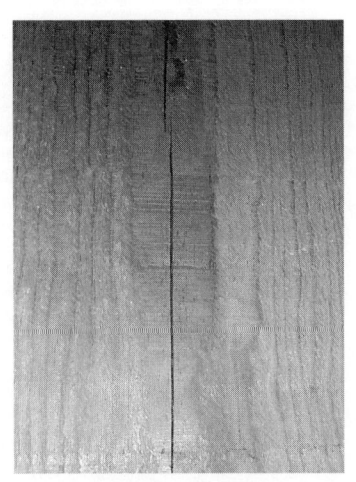

図3　木材の割れ

3) 木材の保管

板材を床の上に密着させて置いておくと，裏面と表面の乾燥度合いが異なるため，表面が

反ってしまう（図4）．直射日光も反りや変色の原因となる．板と板の間に棒などをはさみ両面が均等に乾くよう積み重ねる（図5）か，壁面に立てかける．湿気のない日陰に保管するとよい．

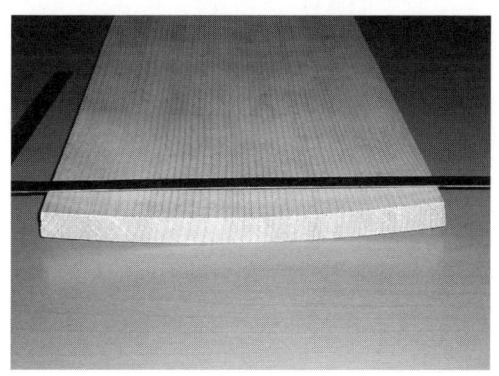
図4　板の反り

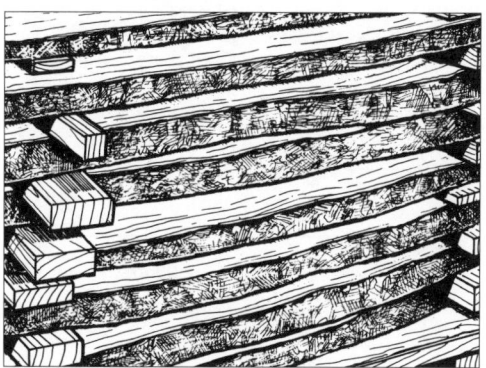
図5　乾燥方法

2 接合材

木工では，木を削ったりみがいただけの作品もあるが，多くは釘や接着剤などによって，立体的な作品に仕上げる．

釘と木ネジ

釘はその形状から鉄丸釘，丸頭釘，らせん釘等がある（図6）．材質は鉄，黄銅，ステンレスなどである．また，木ネジはその形状から，さら木ネジ，丸木ネジ，丸さら木ネジ等がある（図7）．材質は鉄，黄銅，ステンレスなどである．

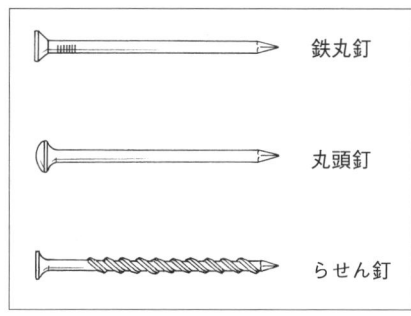
図6　釘の形状

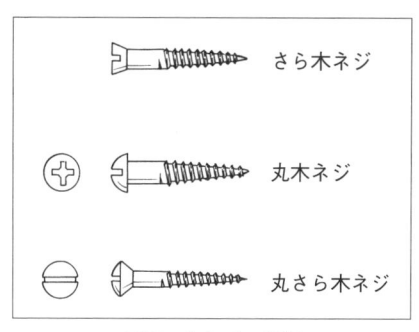
図7　木ネジの種類

釘・木ネジの長さと部材の厚さ

部材の厚さと使用する釘の長さの関係は，接合する部材の厚さの2.5～3倍とする．下になる部材の繊維方向と釘が平行になる場合は3倍以上にする（図8）．

木ネジの場合は，接合する部材の2～2.5倍とする．

● 木　工 ●

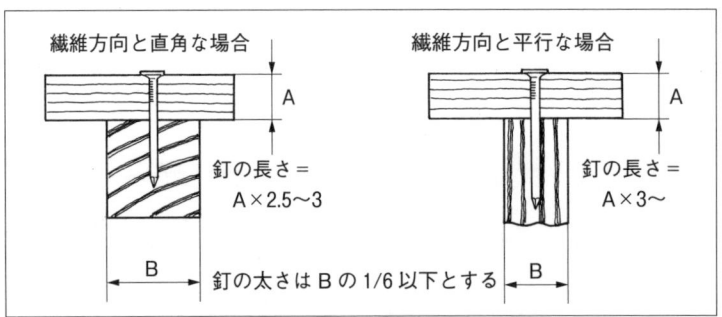

図8　釘の長さと太さ

> 釘のJIS規格：JIS　A5508
> 種　類：鉄丸釘（記号：N）　ステンレス鋼釘（S），太め鉄丸釘（CN），細め丸釘（BN）などがある．さらに頭部と胴部の形状により区分される．
> ・頭部：平頭フラット，平頭網目付き，丸頭，皿頭網目付きなどがある．
> ・胴部：スムース，スクリューなどがある．
> 釘の寸法：鉄丸釘の平頭網目付，胴部スムースなものを一例として示す．
>
> | 呼び | 長さ L(mm) | 胴部径 d(mm) |
> |------|-----------|-------------|
> | N19 | 19 | 1.50 |
> | N22 | 22 | 1.50 |
> | N25 | 25 | 1.70 |
> | N32 | 32 | 1.90 |
> | N38 | 38 | 2.15 |
> | ⋮ | ⋮ | ⋮ |
> | N150 | 150 | 5.20 |
>
> 図9　釘の寸法

> つぶし釘と隠し釘
> 金しき（床）で釘の頭を叩いてつぶし，木目と頭部を平行に打ち込むと，目立たない釘止めができる．これを「つぶし釘」という．また，ねずみ歯ギリや，ドリルであけた穴の中に釘を打ち込み，丸く削った棒（だぼ）でふたをする「隠し釘」の方法（図10）もある．

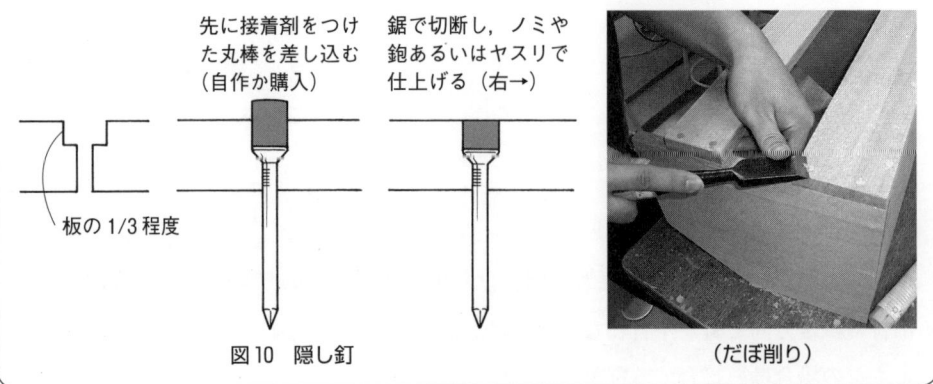

図10　隠し釘　　　　　　　　　　　　　（だぼ削り）

● 木　工 ●

接着剤

　木工では，作品の仮組みを行う場合に接着剤を用いることが多い．外力のほとんどかからない作品ではこれだけでも十分であるが，さらに強度を出したい場合には，釘，木ネジ止めなどを併用する．

接着剤の種類

- 天然素材：動物質のもの（例：にかわ）や植物質のもの（例：ふのり）などがある．
- 合成樹脂系接着剤：主に人工的に合成された高分子化合物を原料としている．
  - 酢酸ビニール樹脂系エマルジョン型接着剤：木材同士を接着するのに広く用いられる．白色でクリーム状．接着剤内部の水分が蒸発したのち固まるため，常温では10分前後で硬化が始まり，硬化後は無色透明となる．接着力は強力であり，衝撃に強い．硬化後は，カッターや鉋で削ることができ，刃を傷めることもない．一方，熱に弱く60度〜80度で軟化して，接着力が低下する．耐水性がない．
    ★エマルジョンとは「乳化」の意味で，微粒子状の主成分を水で乳化させたもの．
  - シアノアクリレート系接着剤：いわゆる，瞬間接着剤．金属同士，金属とアクリル，アクリル同士の接着に使用する．
  - エポキシ樹脂接着剤：2剤を混合して使用する．異種材料の接着も可能．木材と金属，金属同士などの接着に使用する．比較的高価である．
- 合成ゴム系接着剤：ニトリルゴム接着剤，クロロプレンゴム接着剤などがある．溶剤が入っているので，火気，臭気に気をつける．

3　塗料

　塗料には木材を保護する役目と，作品を美しく仕上げる役目がある．種類としては，透明なもの，不透明な（下地が見えない）もの，透明で着色できるもの，水性のもの，油性のものなどがある．それぞれ目的や扱いやすさなどに応じて選択する．他に，耐候性（屋外で用いる作品用），耐油性，耐水性，光沢，作業性（例えば，刷毛塗りかスプレーかといった作業方法，ペイント自体が塗りやすいか塗りにくいか，早く乾くか，作業後の道具の処理がどうかなど，作業全般をみて）などの特徴も考慮する．

　★作品に凹凸があったり複雑な形状の場合に，均一な塗膜を作るためには，スプレー塗料を用いると良い．

木工で用いられる塗料

　近年，人体への影響や環境汚染，扱いやすさなどの観点から水性塗料の使用が増えている．

● 木　工 ●

 塗料には，塗膜になる塗膜成分（樹脂）と塗膜成分を溶かすための溶剤が含まれている．他に着色（無着色のものはクリヤー）のための顔料と，塗料の性状を一定に保ったり，乾燥を早めたりするなどの目的で塗膜補助成分が添加されていることがある．

塗膜成分には，天然のもの（例：カシュー，ラックニス）と，人工的に合成されたものがある．溶剤には，油性と水性，アルコールがある．

塗料の分類
- 成分（塗装膜主要素）による分類：ポリエステル樹脂塗料，ウレタン樹脂塗料，エポキシ樹脂塗料，アクリル樹脂塗料，ビニル樹脂塗料，ニトロセルロース塗料，油性塗料
- 塗装工程による分類：上塗り塗料，中塗り塗料，下塗り塗料，下地塗料
- 耐候性による分類：水中用塗料，屋外用塗料，屋内用塗料
- 塗装方法による分類：浸し塗り用塗料，ローラー塗り用塗料，吹付塗り用塗料，刷毛塗り用塗料など．
- 塗膜の特殊性能による分類：電気絶縁塗料，貼紙防止塗料，結露防止塗料，滑り止め塗料，示温塗料，防音・防振塗料，蛍光・発光塗料，耐熱・防火塗料，耐油・耐薬品塗料，防かび塗料，さび止め塗料

など．

ここでは，ホームセンターなどで手に入る塗料および着色料について説明する．

1）水性塗料

「水性ニス」「水性ラッカー」などの表示がある．成分はアクリルかウレタンである．水性塗料は有機溶剤を使用しないので，刷毛や容器の洗浄が楽にできる．乾燥も比較的早い．欠点としては塗装後に木材が水分を吸収して表面がケバ立つこと（スポンジング）がある．ケバ立った表面は乾燥後サンディングで滑らかにする．

なお，作業療法場面では，呼吸器への影響や，皮膚・服に塗料が付着した時の対応を考慮して，水性塗料を用いることが望ましい．

2）油性塗料

引火，爆発の危険があるため，火気の取り扱いに注意する．また，有機溶剤の臭気に対する換気や，ゴム手袋の装着などに配慮する．溶剤（薄め液）は指定されたものを使用する．油性塗料は年数の経過に伴い黄変することがある．
- 合成樹脂調合ペイント：成分としてはウレタン樹脂が多い．光沢，耐候性が良く，乾燥も早い．
- 油性ワニス：建具，建材などの木部透明塗装に用いられる．

● 木　工 ●

★ワニス（ニス）とは透明塗料のこと．ワニスに顔料を混ぜて塗装するのを，エナメル塗装という．
- クリヤラッカー：ニトロセルロースラッカーともいわれる．速乾性で，膜が硬く，耐薬品性，耐候性も高い．家具など木部の透明塗装用に用いられる．

3) 酒精（アルコール）塗料

- セラックニス：ラック虫の分泌するセラック樹脂を精製して，アルコールで溶解したもの．茶系の色がついているが下地は透けて見える．速乾性で，木工品の塗装やヤニ止めとして用いる．古くは楽器の塗装用として用いられた．
- 漂白セラックニス：セラック樹脂を漂白加工しアルコールに溶解したもの．
- 速乾ニス：コーバル樹脂をアルコールなどの混合溶剤に溶かしたもの．木工品の透明塗装に用いる．

4) ステイン

ステインとは染料のことで，木目や木肌を生かしながら，木に着色するために用いる．油性と水性がある．屋外用に防腐剤入りのものもある．ワニス（ニス）で仕上げる前に塗ったり，ワニスに混ぜて使うこともできる．

4　材料の購入

木材等は DIY ショップや，ホームセンターなどで手軽に入手できる．材木店で小分けしてくれるところもあるので，探してみるのも良い．その方が安く手に入る場合もある．木材は様々な大きさにカットして売られているので，作品に応じてサイズを選ぶこともできる．またその場でカットしてくれるところも多い．樹種や用途，性質に関しては表3（p.9）に挙げたが，ホームセンターなどではそれほど樹種は多くない．無垢材ではラワン，檜，合板ではベニヤ板，楢（シナ）ベニヤ，集成材では桐などが手に入りやすく，工作も容易である．

端材を無料でくれる材木店や木工所などもあるので，情報収集しておくと良い．川や海では流木を集めたり，山で間伐した木を頂いてきたり，ドングリなどを集めておくと，様々な作品に応用できる（図11）．

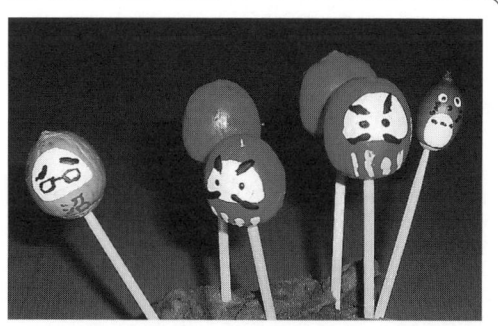

図11　ドングリのだるま

● 木　工 ●

Ⅱ 道具

手作業で作品を製作する時に用いる，基本的な道具について解説する．

1 測る

- サシガネ（曲尺）：木材に寸法を入れ（けがき）たり，面が平滑か，角が直角か等をみる場合に使われるため，作品の完成まで，常にそばに置いておく道具である．L字形の長い方の腕を長手，短い方を妻手という．長手の内側を基準面に密着させ，基準面に直角に線を引いたり，長手と妻手の同一目盛りを合わせると45度の線が引けるなどの便利な使い方がある（図12）．
- スコヤ（直角定規）：部材の直角がとれているか，また組み立ての時に角が直角かを確認するのに使う．

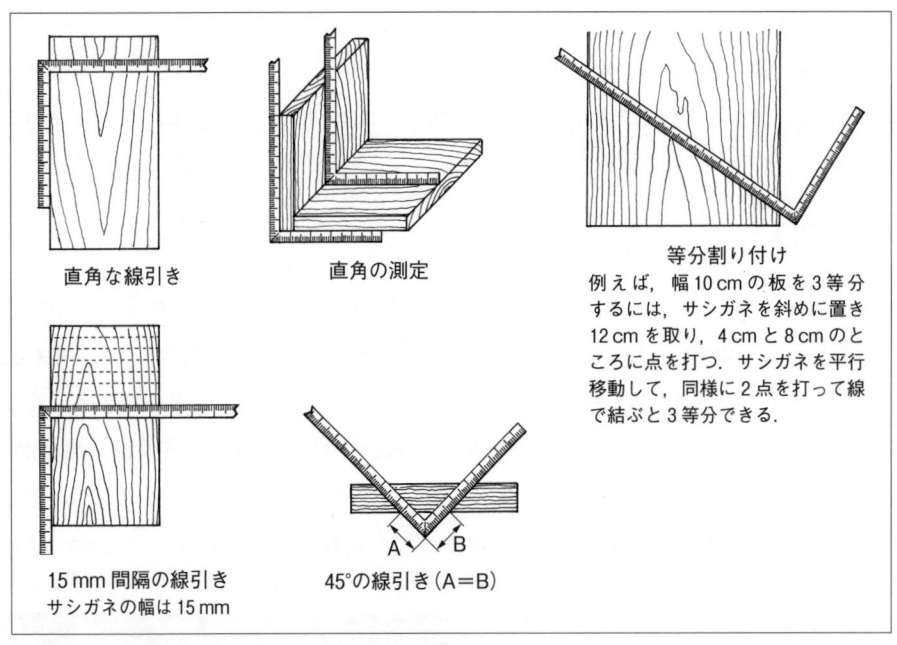

図12　サシガネの使い方

2 切る（鋸）

鋸は用途によって様々な種類がある（図13）．最近は刃の交換できる片刃タイプが多く用いられる．

> 鋸の種類

- 両刃鋸：横挽きと縦挽きを木目によって使い分ける．
- 胴付き鋸：細工用に用いられる．目は横挽きで細かく，切り口がきれいに仕上がる．

● 木　工 ●

- あぜ挽き鋸：部材に溝を挽く時に使う．
- 回し挽き鋸：鋸身が細く厚い．あさり（図14参照）が大きいため曲線が切れる．
- 洋式鋸：引く時に切れる日本の鋸と刃の付き方が逆になっているため，押した時に切れる．
- その他：糸鋸，ジグソー，バンドソー，丸鋸などの電動鋸がある．

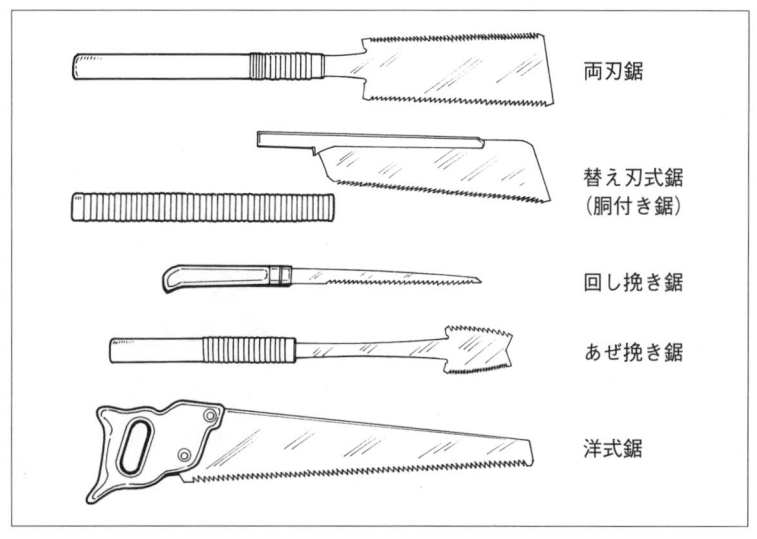

図13　鋸

両刃鋸

　最も一般的に用いられる両刃鋸は，刃が左右に振り分けられている（あさり）．これにより，切りくずを出しやすく，鋸身と木材との摩擦を少なくしている．縦挽きは繊維と平行に切断する時に用いる．ノミのような刃が繊維をすくい取るように切り離していく．横挽きは繊維に直角あるいは斜めに切る時に用いる．小刀のような刃先が繊維を切断して切る（図14）．

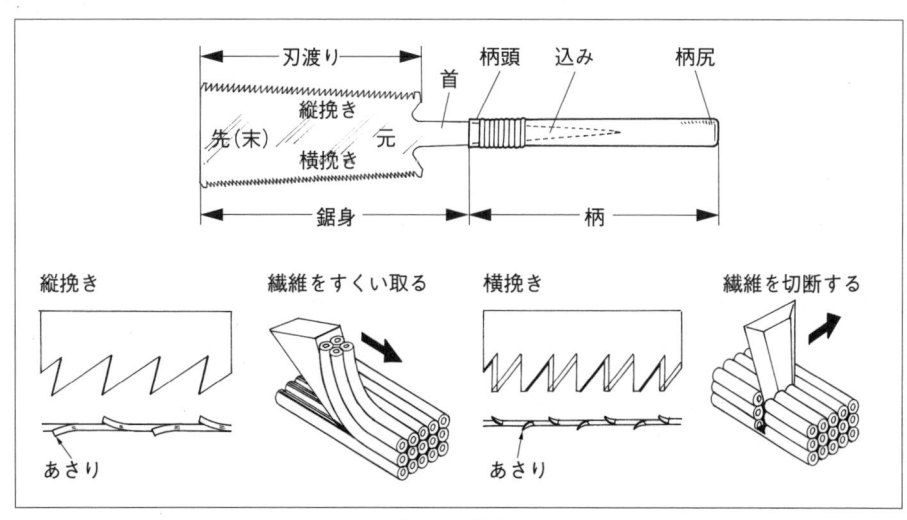

図14　両刃鋸

● 木　工 ●

鋸挽き姿勢

姿勢は，視線と鋸身が一直線（図15）で頭部と体幹が動かないことが，両手挽きでも片手挽きでも基本である．

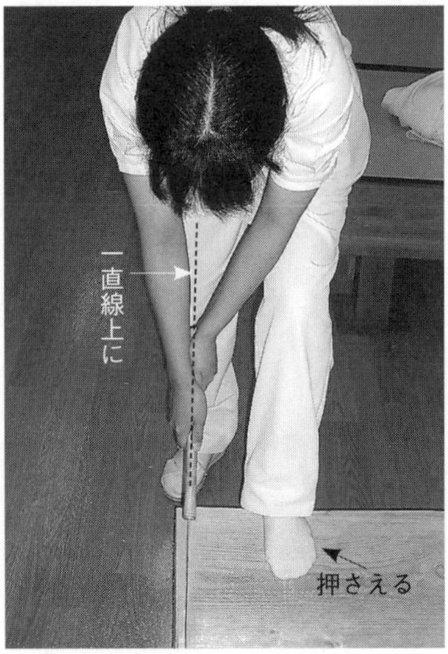

鋸挽き作業の基本

① 部材を，動かないようにしっかりと固定する（図16）．
② けがき線に親指の爪を当ててガイドにし，鋸の元を細かく動かして挽き溝を作る（図17）．
　図18のように角材などを当ててガイドにして引き溝を作ることもできる．
③ 挽き始めは鋸を寝かせ気味にする．
④ その後は鋸身に角度をつけて挽く．軟らかい材料や薄い板は寝かせ気味（15～30度）にして挽き，硬い材料や厚い板は鋸を立てて（30～45度）挽く．鋸くずを吹き飛ばしながら鋸身をいっぱいに使ってリズミカルに挽く．
⑤ 挽き終わりは鋸を再び寝かせる．
⑥ 片手挽きしながら挽き落とし部を支え（図19），切り口が割れないように慎重に挽き切る．

図15　鋸挽き姿勢の基本

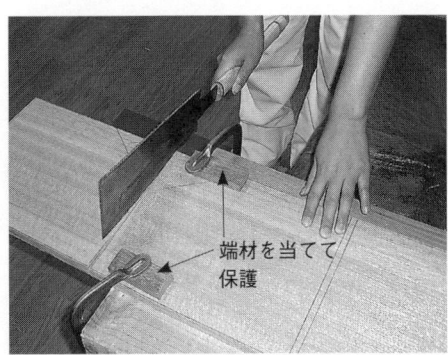

図16　クランプでの固定と木材の保護

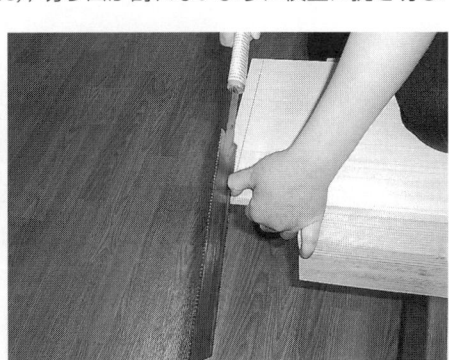

図17　挽き溝を作る

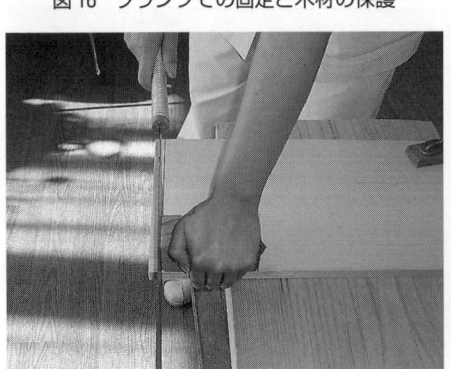

図18　ガイドを当てて挽き溝を作る

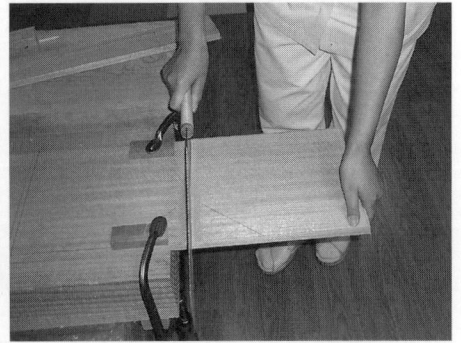

図19　挽き終わり（部材の保護）

● 木　工 ●

3　削る（鉋）

　基準面を平滑にしたり，表面を仕上げるために用いる平鉋について説明する．鉋も種類は多いが，特殊な場合を除けばこれが1丁あれば，ほとんどの作業に対応できる．

平鉋の構造と削れる理由

　平鉋の刃には鉋身と裏刃（裏金）の2枚がある（図20）．鉋身の刃先は木材に食い込むが，裏刃により削りくずは折り曲げられ排出されるため，次々に削れていくことになる．

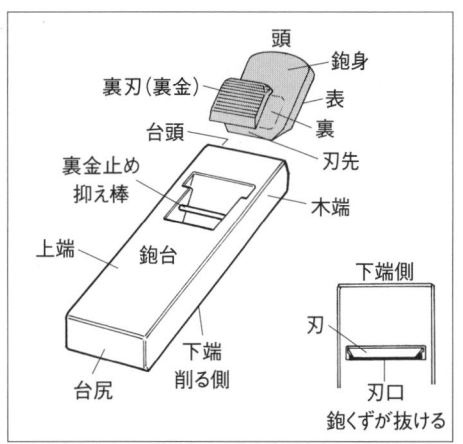

図20　平鉋

鉋の使い方の基本

・図21のように鉋を持つ．削り始めは刃の位置を部材の前（向こう側）へ出し，鉋台の後方を部材に密着させながら引き削る．削り終わりは台の前方を密着させる．

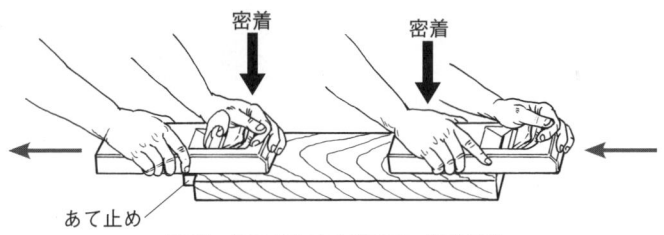

図21　鉋の持ち方と削り方（平削り）

・ならい目削り（木の繊維と同じ方向に削る）になるように，木端を見て繊維の方向を確認する（木材各部の呼び方はp.10，図2参照）．
　板目板の木表は末から元に向かって，木裏は元から末に向かって削ると，多くの場合はならい目削りとなる．
　木端は必ずしも木目と繊維の流れが一致しているとは限らない．どうしても分からなければ一度削ってみる．
　木端を削る時は，図22のような削り台を用いると削りやすい．
　木口削りは端が割れやすいので，この場合も削り台を用いて両側から中央に向かって削る．

※基準面と平面の出し方
1. サシガネを基準面に当てて大体の凹凸を見る．
2. 出ている部分に鉛筆で印を付けて，鉋で削っていく（図23）．
3. 削っては，定規で確認し，正確な平面を出していく．
4. 基準面の平面が出たら，その左右の面の平面を出す．平面であると同時に基準面と直角になるようにする．
5. 最後に，基準面と反対の面の平面を出す．

・逆方向に削ることを逆目削りといい，先割れが刃先の食い込んだ以上に進行するため繊維が立ち表面が荒れる（図24）．この場合は斜め削りか横削りを行ってみる．
・鉋をしまう時は必ず刃を引っ込めておく．使用している時に脇に置くような場合は，必ず鉋台の木端を下にして，作業台などに刃が当たらないようにする．

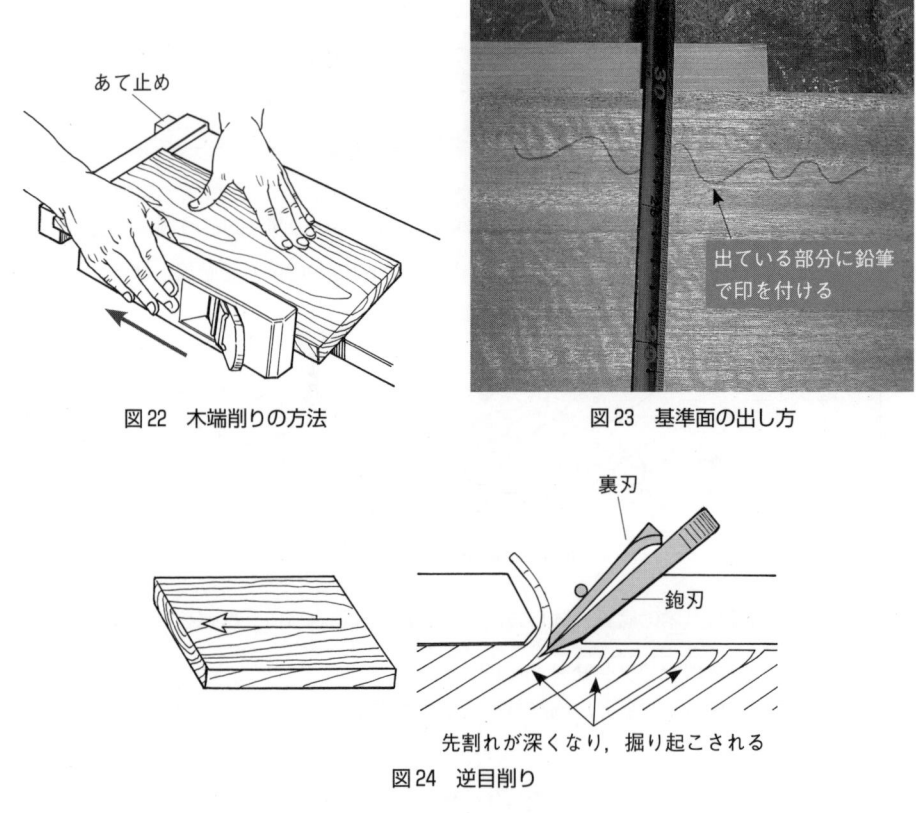

図22 木端削りの方法

図23 基準面の出し方

図24 逆目削り

● 木　工 ●

刃の調節

　刃先の出を台尻（引く側・手前）の方から見る．刃を出す時は鉋身（刃）の頭を叩く．刃を抜く時は台頭の両端近くを左右交互に叩き，同時に鉋身が飛び出さないように指で押さえる．台が割れることがあるので中央は叩かない（図25）．

　刃先と裏刃（裏金）は図26のように調節する．荒仕上げでA・B共に1～0.5 mm，中仕上げで0.5 mm，仕上げで0.3 mm程度に調整する．

刃先の研磨

　砥石は中砥と仕上げ砥を用いる．中砥で刃返り（図27）が出るまで研ぎ，続いて仕上げ砥でさらに研ぐ．最後に，仕上げ砥で表と裏を軽く交互に研いで刃返りをとる．いずれの場合でも，研ぐ時の刃の角度を常に一定に保つことが大切である．

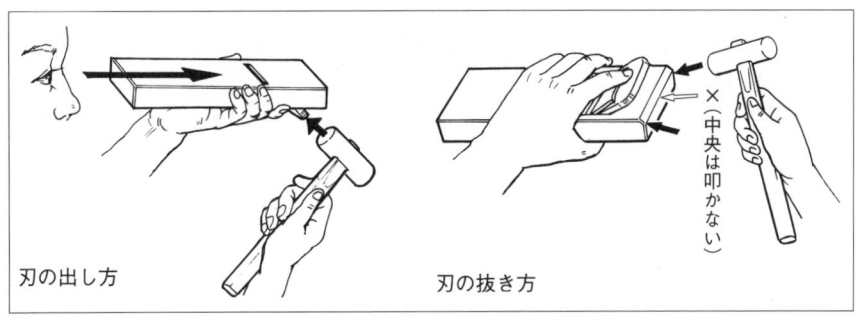

図25　刃の出し方（左）と抜き方（右）

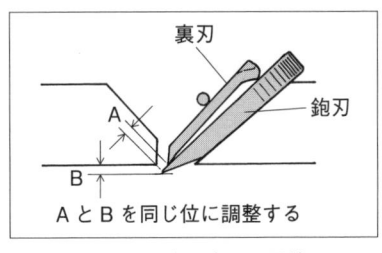

図26　刃先と裏刃の調節

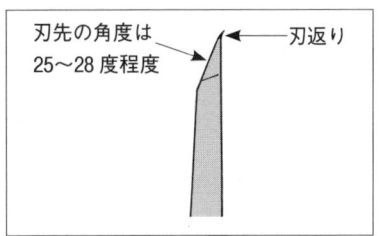

図27　刃先の研磨

4　彫る（ノミ）

　ノミは，ほぞ穴をあけたり，細かい切削に用いる．図28にノミの構造を示す．ノミにはかつらの付いた叩きノミと，突きノミがある（図29）．叩きノミは玄翁（げんのう）で叩き，突きノミは手で突いて使う．また，あけるほぞ穴の大きさによって大小のノミを使い分ける．

● 木　工 ●

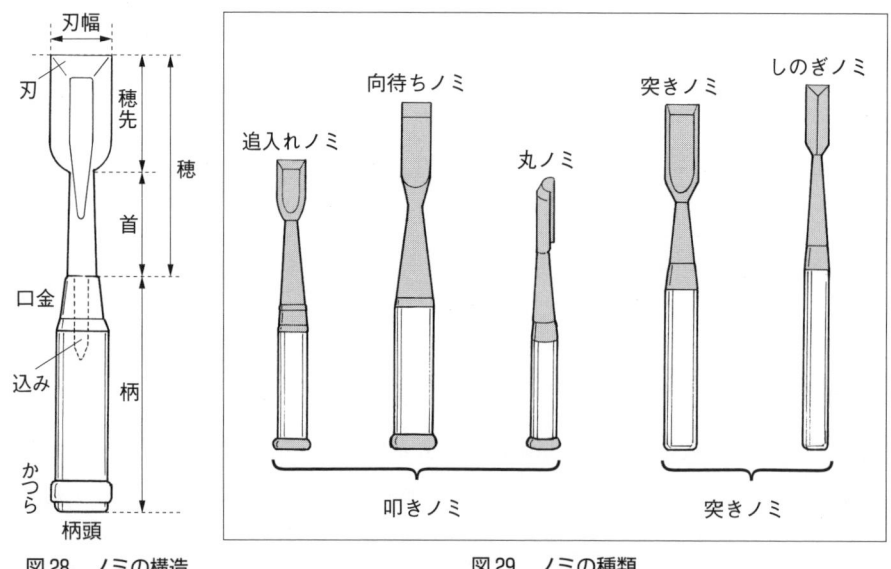

図28　ノミの構造　　　　図29　ノミの種類

5　あける（キリ）

キリは主に釘などの下穴あけなど，組み立ての時に用いられる．主なものは，釘のガイド穴をあける時などに使う四つ目ギリと，木ネジの時に使う三つ目ギリである．キリの種類と用途は次の通り（図30）．

- 四つ目ギリ：細い穴をあける．釘の下穴に使う．
- 三つ目ギリ：四つ目ギリより太目の穴をあける．木ネジの下穴に使う．
- キクザギリ：木ネジの下穴の面取りに使う．
- ねずみ歯ギリ：大き目の穴をあける時に使う．隠し釘などに使う．
- つぼギリ：大きい穴をあける．ドリルと同じ用途．

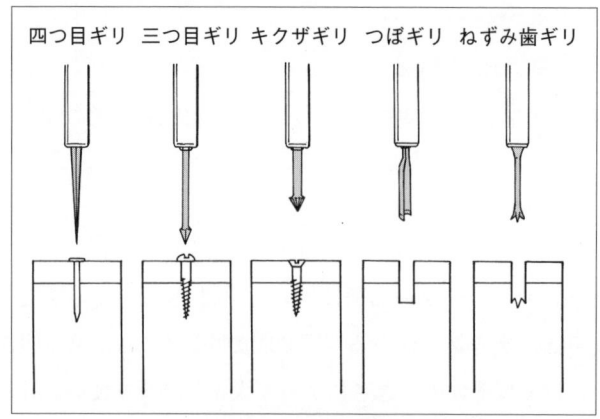

図30　キリの種類

● 木　工 ●

- ドリル：手動と電動がある．穴の大きさにより刃を交換できる．貫通する場合は，最後に板が割れるので下に当て木をしておく．図31は，当て木の有無による割れの違いを示す．

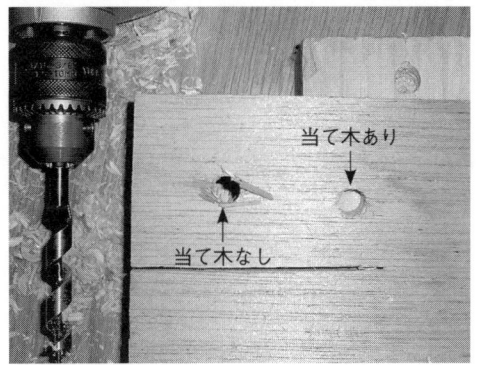

図31　当て木の有無による穴あけの割れの違い

6 打つ（金槌：玄翁）

　釘を打ったり，ノミを叩いたりする道具には，金槌，玄翁（玄能と書く場合もある），木槌などがある．金槌は頭の片方が平らでもう一方がとがった形である．玄翁は両面で打てるようになったものをいう．しかし，片口玄翁のように金槌と同じような形であっても玄翁と呼ぶものもあり，明確な分類は無いようである．

　玄翁の頭の形状には円柱，四角，八角，片口，舟手などがある（図32）．重さも1kgを超えるものから100g以下のものもある．玄翁の頭は平面と凸面があり（図33），凸面は釘打ちの最後に釘を締めるのに用いる．もし最後まで平面で打つと，木が傷つく．釘を打つ時には釘の長さや太さに合わせ，重い玄翁と，軽いものを使い分ける．ノミを叩く時も同様である．200gから300g程度のものがよく使われる．玄翁が1本しかない時には，小さい釘を打つには頭の近くを持ち，大きい釘の場合は柄尻を持って打つ．また，ほぞを合わせる時など，部材に傷がつかないようにするには当て木をしたり木槌を使う．

　玄翁での釘の打ち方を示す（図34）．力まずに玄翁の重さを利用して打つ．肘関節と手関節の協調した動きで打つ．

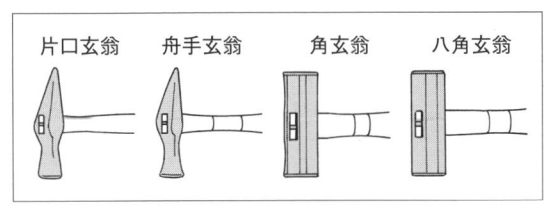

図32　玄翁の頭の形状

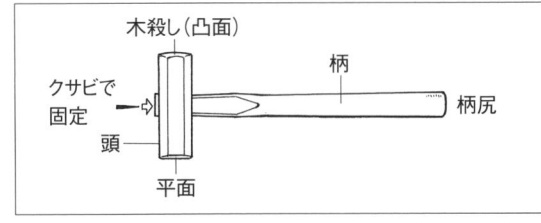

図33　玄翁の各部の名称

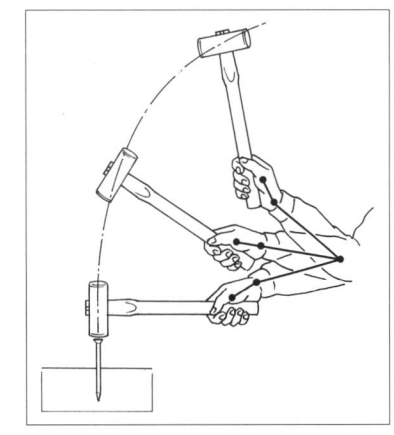

図34　釘の打ち方

● 木　工 ●

7　固定する

　用具にはクランプ，端金(はたがね)，万力などがある（図35）．サイズも様々ある．クランプや端金は，同一サイズのものが最低2本ずつあると良い．材料を切断する時の固定，組み立ての際の仮止めなどに用いる（図36）．

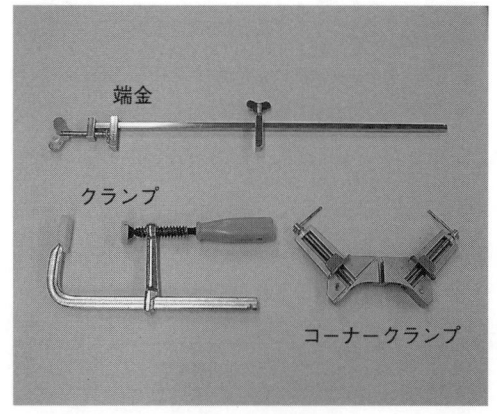

図35　固定用具

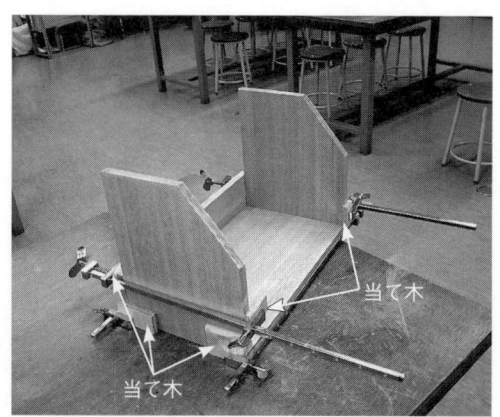

図36　組み立て．端金で固定

8　塗る（刷毛）

　刷毛は用途によって各種ある（図37）．筋交(すじかい)刷毛は柄が斜めなので持ちやすく，小さなものはコーナーなどの狭い所を塗るのに適している．平刷毛は柄がまっすぐで，広い面に塗るのに使う．ローラー刷毛は壁塗りなどに用いる．

　★刷毛を初めて使用する時には，荒いサンドペーパーに毛先を当て，抜け毛を取り除く．

　塗装後は，すぐに溶剤などで洗浄して塗料を落とす．放置すると，乾燥して塗料が固まって使えなくなってしまう．

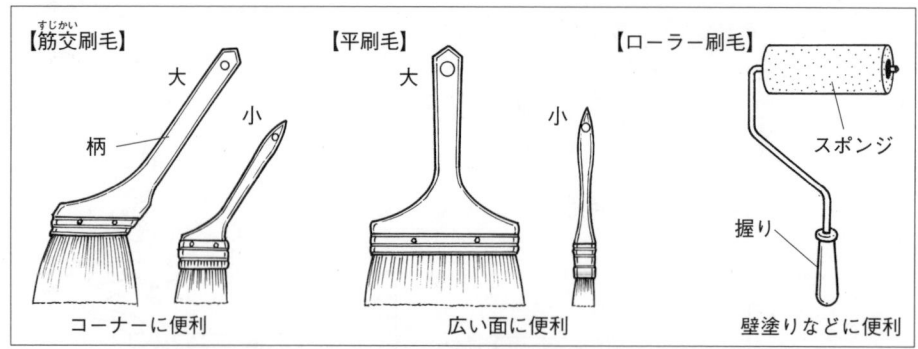

図37　刷毛の種類

9 みがく

木工用ヤスリとサンドペーパーは主に仕上げに用いられる．サンドペーパーの目は番号で表し，数字が大きいほど目が細かくなる．ペーパーは木片などに巻きつけると均等にみがける（図38）．木片に貼りつくように，裏にのりのついたペーパーもある．

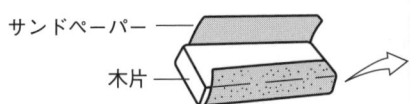

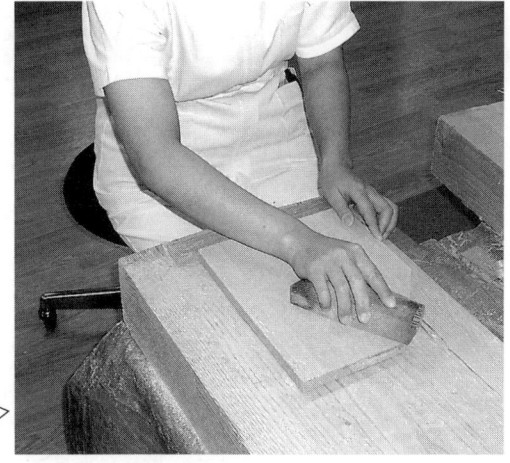

図38 サンディング

 ベニヤ板で，表面がざらついているような場合は100番以下のヤスリからかけ，平滑になるにしたがい番数を上げていく．塗装前は180〜240番程度でみがく（素地みがき）．塗料を1回塗った後にみがいて重ねる場合には，十分に乾燥させてから400番程度の耐水ペーパーを用いる．さらに，表面の微小な凹凸などをみがくには800〜1000番の耐水ペーパーを用いる．

● 木　工 ●

III 工程　【本立てを作る】

工程	使用道具・材料	作業工程・キーポイント
I 構想と製図	紙 鉛筆またはシャープペンシル（芯の硬さは2H〜HBを使用） 消しゴム 製図用具 　製図板 　T定規 　三角定規 　　等の定規類 コンパス ディバイダー 文鎮 羽ぼうき　等	① **目的や機能の検討をする.** 木工作品を作ろうとする場合は，作る目的や機能の検討から始める．例えば，日常生活の中で，ここに収納するためのボックスがあったら整理できるのに，といった着想（目的）を基に，どのような機能を持たせたら良いのか検討する．またそのための条件として，材料，入手のしやすさ，加工の難易，重量，形，大きさ，強度，価格，道具，安全性などの側面が考えられる．これらを加味して具体的な検討を行う． ② **構想図を描く.** 目的や機能について，さらに構想図を描きながら検討する．構想図はフリーハンドでスケッチする．そこには条件や気のついたことなども書き込んでおく（図39）. ③ **設計図と部材図を描く**（p.29参照）. ④ **組み立て・仕上げ方法を決定し，作業手順を確認する.**

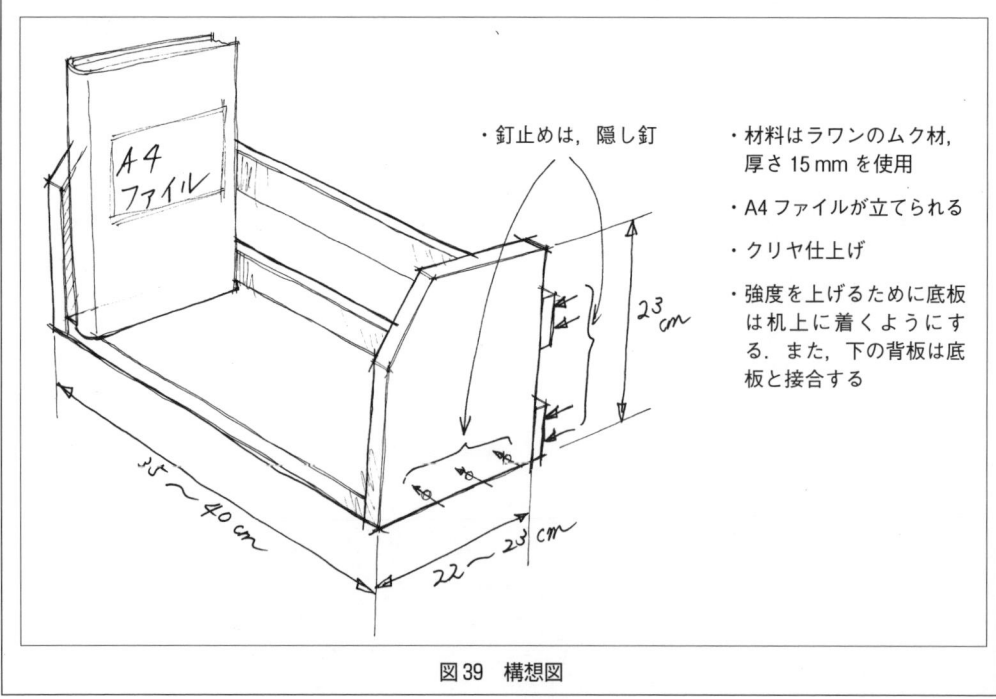

図39　構想図

● 木　工 ●

治療的観点，作業の工夫と段階づけ

■**作業設定**：この工程は，作品や作業全体を決定づけるものであり，創造性や完成までの作業手順を見通すことなどが必要となる．また，立体的なものを想像して平面に描き出すことが不可能な場合では作業が遂行できない．また，目と手及び両手の協調性が求められる．
▶空間関係の把握や操作の苦手な対象者には，例えば部品を接着するだけの簡略な工程の作品作りを訓練に導入して楽しむこともできる（作品例は p.41，図 54 参照）．

■**作業環境の設定**：手元が暗くならないように，明るい部屋で作業する．作業に集中できるよう静かな環境が望ましい．

■**工程の簡略化・省略**：例えば実際の作品の寸法を測って図面におこすことで，設計図を描く手助けとなり，簡略化することができる．難しければ，作業療法士があらかじめ製図したものを，対象者に提示することができる．

■**道具の変更**：近年はコンピュータを使用して製図が行われるようになってきている．マウス操作でほとんどの作業が可能である．
※ CAD：Computer Aided Design：「コンピュータ支援設計」の略．建築物や工業製品の設計にコンピュータを用いること．様々なフリーソフトがインターネット上からダウンロードできる．

■**作業肢位**：座位が一般的で，作業域（上肢の可動範囲）は用紙の大きさ，縮尺，使用道具によって決定される．製図板でＴ定規を使用すれば，作業域は板の大きさの範囲となる．

■**段階づけ**：図の複雑さは，作品の複雑さによる．シンプルな形から複雑なものまで段階は非常に広い．作業範囲によって必要可動域が規定されるため，対象者の可動域に合わせて，用紙や道具の設定が考えられる．筋力的には弱くても可能な作業であるが，強化するためには他の工程が利用される．

■**片手作業への工夫**：線を引く場合の定規の固定のために，おもりを用いたり，作業療法士が手伝う等の対応が考えられる．図 40 の簡易製図板はＴ定規部分がロックできる．上記の CAD の利用が有効である．

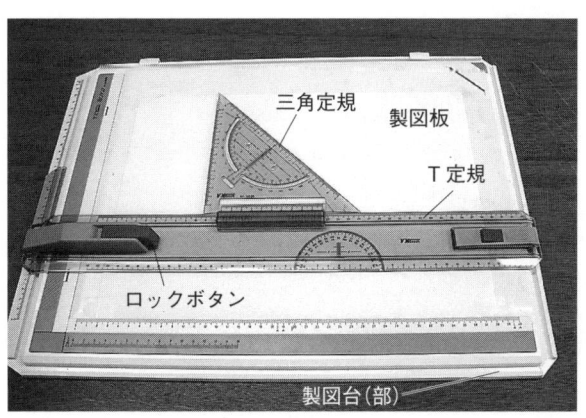

図 40　簡易製図版

● 木　工 ●

構造に関するヒント

作品に加わる力の大きさや方向を考えて，部材の断面の形や組み合わせ方を工夫する．接合部をしっかり接合することは言うまでもないが，全体が変形しにくい構造を考える．

【構造に関するヒント】
下図のような箱に対して，矢印方向からの力がかかった場合の強度について．

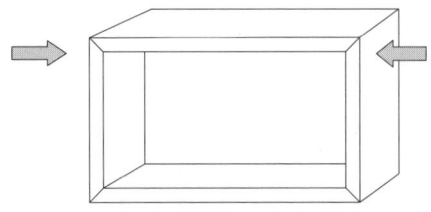

前後の空いた形は，左右からの力に弱くつぶれてしまう．

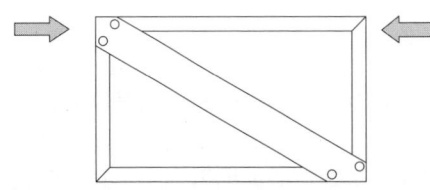

筋交い（すじかい）を入れるとつぶれなくなる．三角形を構造の中に組み込むことで，強度が増す．従来の木造住宅では，壁の中に入っている．

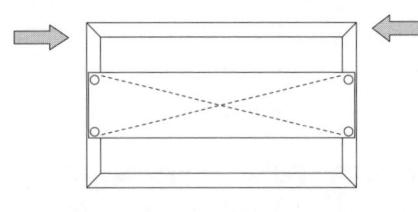

あまり幅の狭いものではだめだが，背板を入れることによって強度が増す．
背板の中に，三角構造を想定することができる（点線部分）．

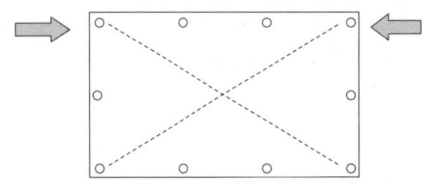

全面に貼り付けるとさらに強度は高くなる．住宅建築で，柱のない2×4(ツーバイフォー)工法はこの原理に基づいている．

【製図の基礎】
製図に関して基本的なものを一部紹介する．

● 線の種類（線の太さは太線2に対して細線1の割合）

外形線	実線	太線	———————
隠れ線	破線	細線または太線	- - - - - - -
中心線	一点鎖線	細線	—-—-—-—
想像線	二点鎖線	細線	—--—--—
寸法補助線	実線	細線	———————
寸法線	実線	細線	———————

● 寸法補助記号

R	半径
t	厚さ
φ	直径
⊠	対角線は，その面が平らなことを表す．

● 木　工 ●

設計図と部材図

構想図を基に，設計図，部材図，部材一覧などを書く．一例として，本立ての設計図，部品一覧を示す．

【本立ての設計図】

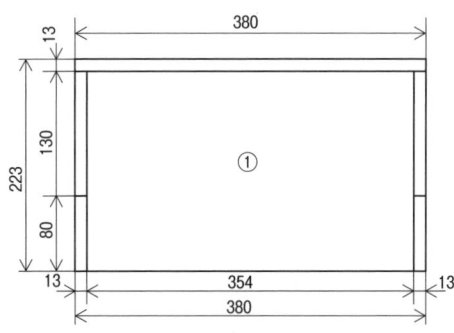

表4　部品一覧

番号	部品名	数量	寸法
①	底板	1	210×354
②	背板	1	60×380
③	背板	1	80×380
④	側板	2	245×210 mm

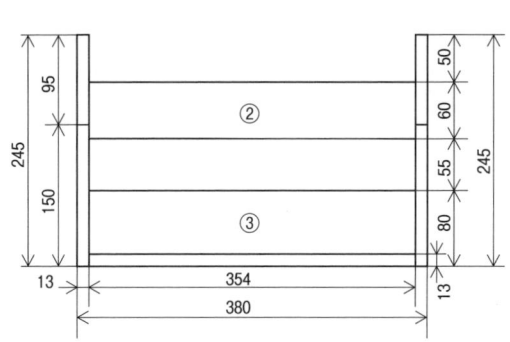
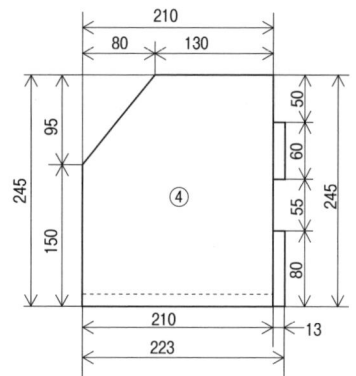

作品名	投影法	縮尺
本立て	三角法	1/8

【製図の基礎】

● 作図の例

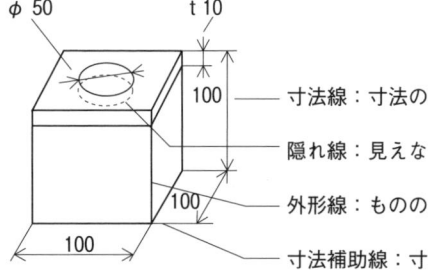

── 寸法線：寸法の範囲を示す．

── 隠れ線：見えない部分の外形を示す．

── 外形線：ものの外形で，見える部分を示す．

── 寸法補助線：寸法線の範囲を示す．

● 木　工 ●

工程	使用道具・材料	作業工程・キーポイント
Ⅱ　材料の入手		⑤　**木材を入手する** 部材図を基に，材料は切り代（しろ），削り代（しろ）を考えて仕上がり寸法より大きめのものを準備する． ※材料を選ぶ時には表3（p.9）も参照． ⑥　**その他の材料を入手する** 組み立てや塗装の方法をふまえて，釘，必要ならば金物（補強金具など．p.39参照），接着剤，塗料なども準備する．

● 木　工 ●

治療的観点，作業の工夫と段階づけ

■**作業設定**：買い物の機会として，また外出の機会として位置づけることができる．買い物における品物の選択，計算などの技能が要求される．ある程度の重量物の運搬，応用的な歩行・移動能力の評価・訓練の場面ともなる．

■**工程の省略**：この過程は作業療法士が代理購入の形で省略できる．

■**作業の展開**：社会復帰前の評価・訓練として実施することもできる．

● 木　工 ●

工程	使用道具・材料	作業工程・キーポイント
Ⅲ　木取り（加工木取り）	各部材が収まる大きさの木材 サシガネ 鉛筆 鉋	⑦　**基準面を出す** けがく前にサシガネ（曲尺（かねじゃく））を当てて板の表面が平らなことを確認する．平らでない場合は鉋で削って基準面を出していく（p.20参照）．この基準面がきちんと出ていないと，けがきが正確にできない． ⑧　**木材の性質を考慮してけがく** 無垢の板を使用する場合には完成時の木目の方向，表，裏を考えて木取る必要がある（合板の場合は考える必要はない）．また板の割れや傷を避け，釘打ちや穴あけ部に節が来ないように，などの点も考慮して切断線，仕上がり寸法線を入れていく．これをけがきという（図41）． ※例えば柾目板を本立ての側板に用いる際，木目を横に使ったために割れてしまう．板目板の木表を内側にしなかったために反ってしまうことがある（図42）．

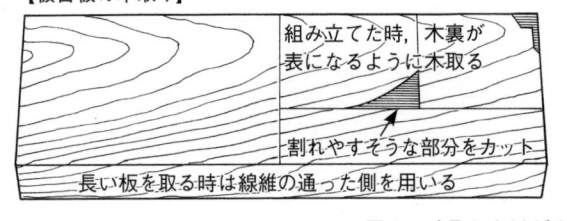

【板目板の木取り】
組み立てた時，木裏が表になるように木取る
割れやすそうな部分をカット
長い板を取る時は線維の通った側を用いる

【けがき】
切断線
仕上がり寸法線

図41　木取りとけがき

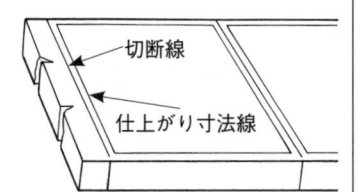

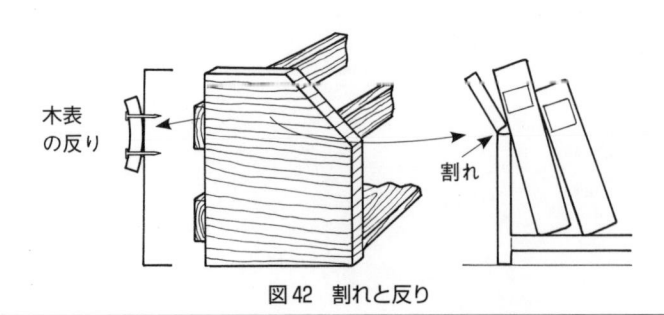

木表の反り
割れ

図42　割れと反り

● 木　工 ●

治療的観点，作業の工夫と段階づけ

■**作業設定**：木材の性質に関する知識が必要である．木表と木裏の見極めや，けがきの時の部材の配置，基準面がまっすぐかなど視知覚の正確さが求められる．また両手の協調性，目と手の協調性が必要である．

■**作業環境の設定**：照明に配慮する．

■**道具の工夫**：木端削りには削り台を用いる．（p.20，図22参照）

■**工程の省略**：合板を用いれば，作業工程⑦は省略できる．ただし，購入時に歪んだものを選ばないよう注意する．
　あるいは，作業療法士があらかじめ基準面を出して，けがいておき，対象者は工程Ⅳの切断作業から行っても良い．

■**道具の変更**：板の表面が荒れている場合には，基準面を出すのに自動カンナ盤が便利であるが，基本的に，操作は作業療法士が行う．

■**作業肢位**：座位，立位で可能．ただし板が大きい時は立位での作業になることが多い．作業域（上肢の可動範囲）は板の大きさによって決定される．

■**段階づけ**：製図と同様で作品の大きさによって可動域が段階づけられる．筋力はあまり必要としない．

■**片手作業への工夫**：サシガネをおもりで固定するか，作業療法士がサシガネの固定を援助する．あらかじめ部材の大きさの厚紙や板などを作っておいて，板の上におもりで固定してけがくことも可能である（図43）．

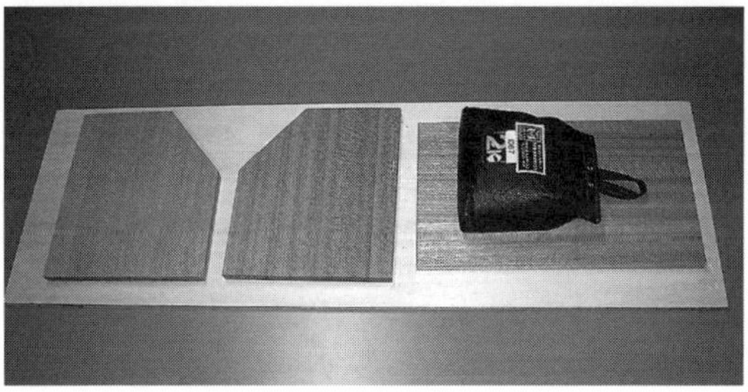

図43　おもりで固定してなぞる

● 木　工 ●

工程	使用道具・材料	作業工程・キーポイント
Ⅳ 切断	作業台 クランプ 鋸	木材はいったん切断すると元に戻せないことを意識して慎重に作業する（p.18参照）. ⑨　**部材は，動かないようにしっかりと固定する.** 　部材の大きさにより，手，足，クランプ，万力などを使用する. 　※クランプなどで固定する時は，直接材料を固定せず，端材を当てて保護する（図16参照）. ⑩　**けがき線（寸法線）が残るように，外側の切断線に挽き溝を作る**（図17，18参照）. ⑪　**切断する**

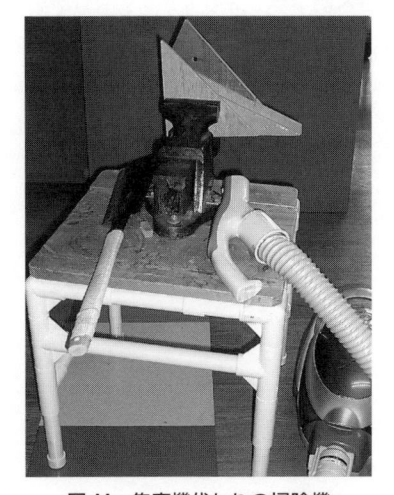

図44　集塵機代わりの掃除機

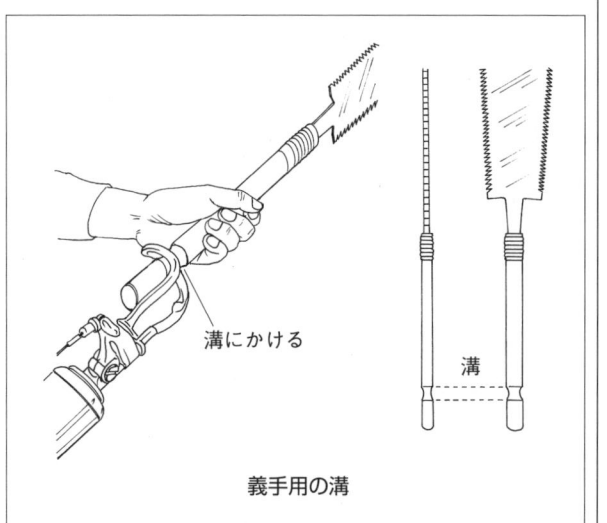

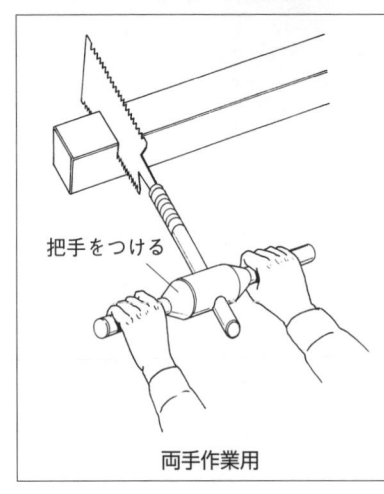

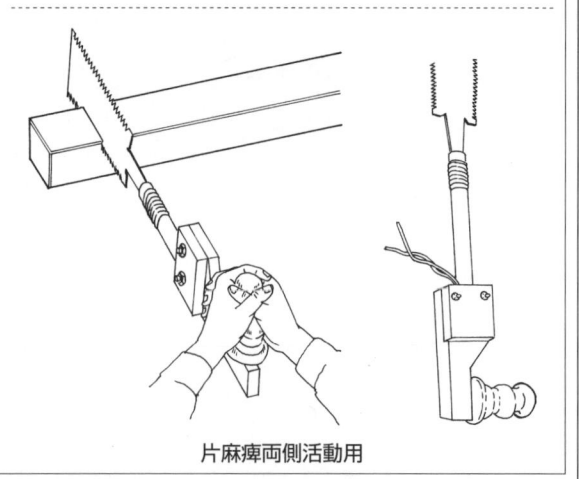

溝にかける

義手用の溝

把手をつける

両手作業用

片麻痺両側活動用

図45　握りの工夫

● 木　工 ●

治療的観点，作業の工夫と段階づけ

■**作業設定**：鋸挽きは上肢が動き，体幹・下肢は安定していなければならない．この工程では，上肢の筋力，耐久性，目と手の協調性，立位ではバランス能力などが求められる．この工程に限らず，刃物を使用する工程では，ケガの予防に配慮する必要がある．そのために，道具・材料の準備，作業中の道具の操作状況を見守らなければならない．また，切りくずやほこりが出ることもあり，作業後の掃除や道具の片付けなども大切な作業の要素となる．他の場面にも共通するが，これらの場面の観察や指導を通して，作業習慣の評価・訓練が行える．

■**心理的配慮**：危険を伴う作業なので，集中しているか，常に目を配る必要がある．

■**作業環境の設定**：ほこりが出るので，特に呼吸器疾患のある対象者には防塵マスクの装着を勧める．換気に注意し，集塵機があれば用いる．ない場合は，電気掃除機の吸入口を切断作業の近くに置いてもある程度ほこりを減らすことができる（図44）．

■**道具の変更**：電動帯鋸や糸鋸・丸鋸でも良い．下肢の筋力や協調性も訓練目標になるような時は，足踏み糸鋸を用いることもできる．

■**道具の工夫**：図45に義手用の握りの工夫と片麻痺等で使用できるものを示す．握力が弱い場合には柄の握りを太くしたり，形状を変更する．

■**工程の省略**：作業療法士が切断する．プラモデルのように部材がカットされていて，組み立てて塗装すれば完成できる市販品もある．

■**作業肢位**：立位，片足で材料を押さえた片足立位，座位のいずれかの肢位．

■**段階づけ**：上肢の運動範囲は鋸身の長さに規定される．単一の動作の繰り返しで，途中で中断もできるため，対象者の身体的・心理的耐久性に合わせて作業の持続時間を調整する．筋力の程度により材料の厚さ，堅さ，鋸刃の大きさなどによって段階づけができるが，作る作品によっては，必ずしも段階づけがきちんとできるとは限らない．

■**片手作業への工夫**：大きな材料は作業台にクランプで，また，小さな材料は万力などで固定する（両手の場合でも材料の固定が重要である）．

麻痺側での作業は肩の屈曲と肘の伸展，肩の伸展と肘の屈曲のように，相反的な運動の組み合わせであるため，分離運動の促進に寄与できる．その際，痙性をあまり高めないように，抵抗の強さを加減し，もし高まったら抑制を行いながら作業を行ってみる．

■**頸髄損傷**：肩甲帯，上肢の筋力強化としてこの工程を主に用いることもできる．鋸の柄に包帯やベルトで手を固定する必要がある．

■**参考**：主にこの工程でできる作品：丸太を一定の厚さに切断することで，コースターや図46のような作品ができる．

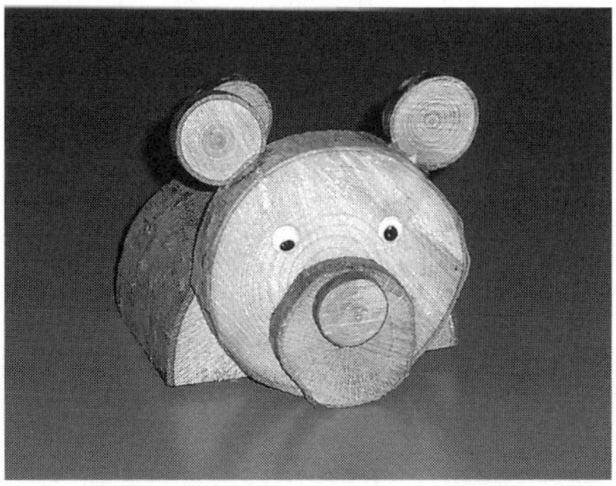

図46　輪切りの木を貼り合わせて

● 木　工 ●

工程	使用道具・材料	作業工程・キーポイント
Ⅴ 部材の加工	Ⅴ-❶ 削る 作業台 サシガネ 鉋 玄翁 削り台 クランプ 万力 鉛筆	切断した部材を削ったり，切ったり，穴をあけたりして，仕上がり寸法にしていく． 切断した部材のまず一面を鉋で削ったら，その面が平らに仕上がっているかサシガネで確認し，それを基準面として厚さや幅などを改めてけがき，仕上がり寸法まで削る． ⑫ **部材を「あて止め」に固定し，平削りを行う**（p.19，図21参照）． ⑬ **削り台を用いて，木端(こば)削り**（p.20，図22参照）**，木口(こぐち)削りの順に行う**．
	Ⅴ-❷ 彫る ノミ・玄翁と胴付き鋸（通しほぞ加工などをする場合） 必要に応じてドリル	工程Ⅵの組み立てに接ぎ手を用いる場合は，この段階でほぞ穴をあけたり，組み手の仕上げなどを行う（p.38，図52，53参照）．

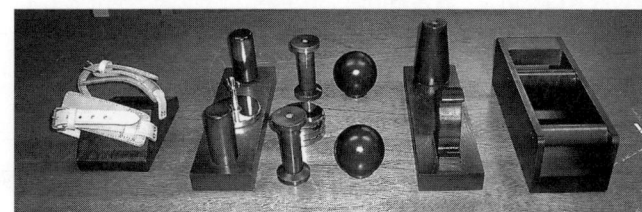

図47　各種ブロックと重錘

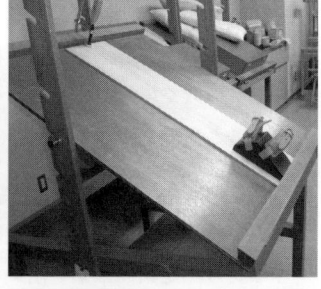

図48　角度をつけたサンディングテーブル

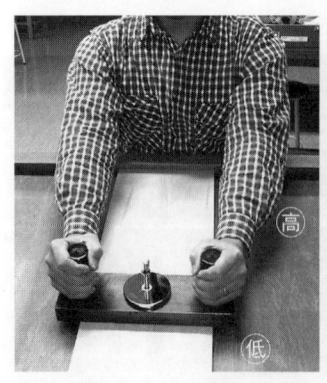

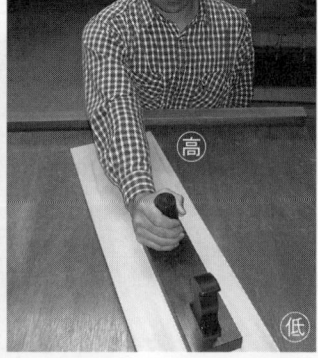

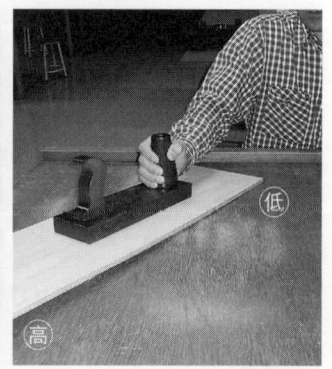

図49　両手ブロックでのサンディング

図50　サンディング．共同運動の完成

図51　サンディング．分離の促進

● 木　工 ●

治療的観点，作業の工夫と段階づけ

■**作業設定**：鉋かけの作業は，狭い範囲では上肢のみで鉋を操作するが，大きな部品では体幹も動く．また，さらに長いものでは数歩の移動も発生する．いずれの場合でも体幹と上肢が協調して動く．上肢の筋力や協調性，バランス能力などが求められる．また，常に表面が平らになっているかサシガネを当てて，目で確認する．その際の視覚機能と，表面のざらつきや凹凸がないかを確認するための手の触覚機能も重要である．鋸挽きと同様に，作業習慣の評価・訓練ともなる．

■**心理的配慮**：危険を伴う作業なので，集中しているか，常に目を配る必要がある．

■**作業環境の設定**：ほこりが出るので，特に呼吸器疾患のある対象者には防塵マスクの装着を勧める．特にサンディングの時は，換気に注意し，集塵機があれば用いる．ない場合は，鋸挽きの時と同様に電気掃除機を用いても良い．

■**道具の変更**：木端等の狭い面は鉋削りの方が角が直角で，面が平らで，きれいに仕上がる．しかし広い面は，木工ヤスリ，サンドペーパー等でも表面を平らに仕上げることができる（段階づけ参照）．また，筋力のある対象者で広い面のサンディングを行う時は，電動サンダーを利用することもできる（呼吸器疾患では禁忌）．

■**作業肢位**：基本的には立位であるが，小物では低めの作業台での座位作業も可能．

■**段階づけ**：立位バランス，上肢と体幹の協調性，目と手の協調性などが必要である．立位が不安定な対象者では，座位で行うことで座位の動的なバランス訓練となる．下肢の支持性やバランス機能の向上に合わせて立位作業へと段階づける．立位では，最初は小さな作品から始めバランスの程度により，大きな作品へと段階づけることができる．

作業はいつでも中断できるので，対象者の身体的・心理的耐久性に合わせて作業時間を段階づける．

鉋をしっかりと保持して削るためには，かなり筋力が必要である．保持できない場合はサンディングを行う．握りを工夫してバンドなどで固定する（図47）．上肢の筋力強化のためにはヤスリの抵抗に加え重錘を負荷していくことで段階づけることができる．

図48のようなサンディングテーブルで角度をつけることによって肩関節の可動域改善や，ヤスリかけの範囲を広げていくことで肘関節の可動域の改善にも寄与できる．

■**片手作業への工夫**：部品の固定を工夫することで，片手でも鉋削りを行うことができる．

●上記のサンディングテーブルは，麻痺側上肢に対する，ブルンストロームの考え方に基づいた共同運動の完成から，分離運動の促進のためにも利用される．

　図49は連合反応を利用して随意性を引き出すための両手ブロックでのサンディング．方向は前下方で共同運動と同じ．

　図50は共同運動の完成を目的としたサンディング．テーブルの前方を下げ，押した時に伸展共同運動を，引いた時に屈曲共同運動のパターンを練習する．

　図51は分離運動の促進のために，テーブルの前方を上げ外方に向かって行う（肩の屈曲・外転と肘の伸展の組み合わせ）．

木材の接合

　木材の接合には，釘，接着剤，金物などが用いられることが多い．接合面が広ければ接着剤だけでも十分な強度が得られる．また本立ての場合では，釘と接着剤でも十分であるが，重量のかかり具合によっては次のような方法を併用する（図52）．ほぞ穴をあけたり，組み手の仕上げなどにノミを使う．ほぞ穴やほぞの加工は精密に行わないと，がたついたり，かえって強度が落ちることもある．一例として，通しほぞの作り方を紹介する．（図53）

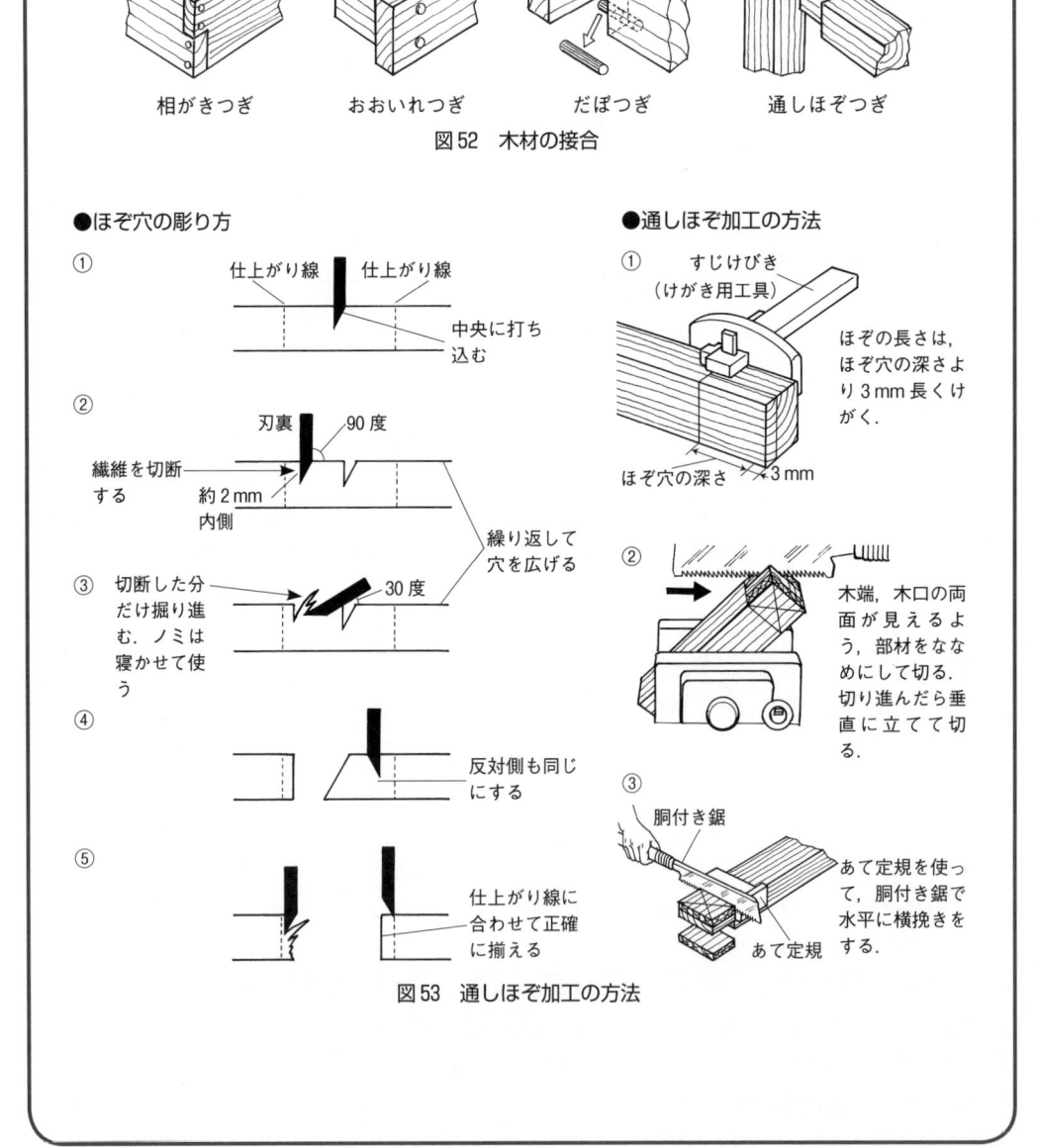

相がきつぎ　　　おおいれつぎ　　　だぼつぎ　　　通しほぞつぎ

図52　木材の接合

●ほぞ穴の彫り方

① 仕上がり線　仕上がり線／中央に打ち込む

② 刃裏　90度／繊維を切断する　約2mm内側／繰り返して穴を広げる

③ 切断した分だけ掘り進む．ノミは寝かせて使う　30度

④ 反対側も同じにする

⑤ 仕上がり線に合わせて正確に揃える

●通しほぞ加工の方法

① すじけびき（けがき用工具）　ほぞの長さは，ほぞ穴の深さより3mm長くけがく．　ほぞ穴の深さ　3mm

② 木端，木口の両面が見えるよう，部材をななめにして切る．切り進んだら垂直に立てて切る．

③ 胴付き鋸　あて定規　あて定規を使って，胴付き鋸で水平に横挽きをする．

図53　通しほぞ加工の方法

補強金具

部材同士を接合する時に，接着剤や釘だけでは強度が不足する時に用いる．木ネジや釘で固定する．平面の接合や，箱類のコーナーに用いるものなどがある．出来上がった時の見栄えや，どの方向に用いて強度を上げたら良いかなどを考えて選択する．材質としては，鉄，ステンレス，真ちゅう等がある．

● コーナーに補強として使用する

L字金具（隅金）　　　　T字金具

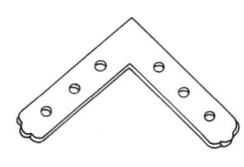

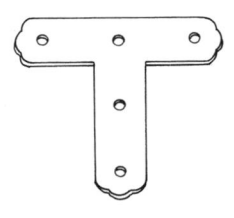

● 木材等の継ぎ目の補強に使用する

プレート（一文字金具）

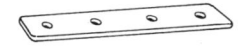

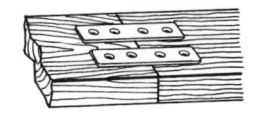

● 木箱等のコーナーの補強に使用する

金折金具　　　　三方金具 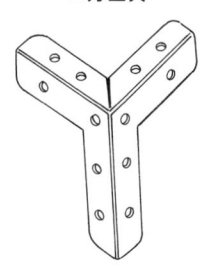　　　　二方金具

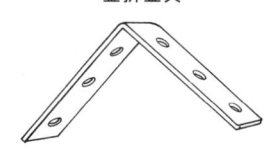

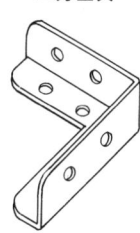

● 木　工 ●

工程	使用道具・材料	作業工程・キーポイント
VI 組み立て VI-❶ 仮組み	作業台 サシガネ スコヤ 端金 ひも	各部材が正確に仕上がっていることを確認したら，組み立てる． ⑭　**仮組みをする** 　仮組みをして部材同士が正確に組めるか，また角は直角かなどを確認する． ⑮　**必要に応じて修正し，再確認する**
VI-❷ 接着	当て木 布きれ 接着剤	⑯　**接着面をサンドペーパーで荒らす** ⑰　**片面に薄く接着剤を塗る** ⑱　**圧着する** 　クランプや端金，ひもで縛るなどする．その際は当て木をして部材を保護する（p.24, 図36）． 　※作業中は常に直角を確認する．完全に乾くまで（5〜6時間）固定しておくと強い接着力が得られる． 　※はみ出した接着剤は，固まる前なら水を絞った布で拭き取る．固まった後はカッターで削り落とす．
VI-❸ 釘打ち	キリ 玄翁 釘	⑲　**キリで下穴をあける** 　釘や木ネジなどで部材を接合する時に，釘が曲がったり，部材にひび割れが生じたりしないようにするため．下穴は釘の長さの3分の2程度の深さとする． ⑳　**釘を打つ** 　部材の厚さと使用する釘の長さの関係は，p.12, 図8参照． 　※隠し釘の方法は，p.12, 図10参照． ※金属製の釘のほかに，細く削った木や竹を用いる場合もある．

● 木　工 ●

治療的観点，作業の工夫と段階づけ

■**作業設定**：平面を立体的に組み上げる作業である．立体的な構成能力が求められる．また様々な固定をどの道具を用いてするのが最も良いかを選択したり，どの材料から組み立てていったら上手く組み立てられるかといった，手順を検討したり問題を解決する能力が求められる．組み立てていく段階では，その都度角が直角かなどを確認しながら行わなければならず，視覚機能が重要である．釘打ちには，筋力および，目と手の協調性が必要である．

■**心理的配慮**：部材の固定など一人で行うよりも共同作業の方が上手くできる場合が多い．必要に応じて援助することで，作業療法士との関係を構築する場面とすることができる．また身体障害者にとってはその関係性の中から，援助をどのように求めたら良いのかといった社会生活における適応技能の訓練にもなる．必要な援助は求めても良いことを伝えておくことが大切である．

■**作業環境の設定**：釘打ちの音対策．作業台の脚の下にゴム板を敷くと，騒音が軽減できる．呼吸器疾患があり，接着剤の溶剤が刺激になる可能性がある場合は，Ⅵ-❷は禁忌である．その他の作業者の場合でも，マスクなどの対策を考慮する．

■**工程Ⅵ-❸の省略**：釘打ちを省略して，接着剤だけで組み立てても良いが，重量のかかる場合にはほぞ組や釘，補強金具が必要になる（p.38，39参照）．

■**作業肢位**：座位でも可能だが，立位が一般的．

■**段階づけ**：製作する作品の大きさによって板の厚さが決まってくるが，厚い板の場合は太い釘と重い玄翁，薄い板の場合はその逆となる．筋力に重きをおけば大きな作品，巧緻性に重きをおけば小さな精密な作品製作を設定する．小さな釘を打つ時は，主に手関節の動きであり，大きな釘を打つ時は肘関節の動きとなる．

■**片手作業への工夫**：作品によっては，端金やクランプなどを多用することで，組み立てられないことはないが，作業療法士の援助が必要になろう．

■**その他**：手指の伸筋力の強化や伸展の促通に，キリもみによる下穴あけが利用できる．釘打ちは上肢の筋力強化，協調性の訓練に応用できる．

■**参考**：主にⅥ-❷接着の工程でできる作品：図54参照．

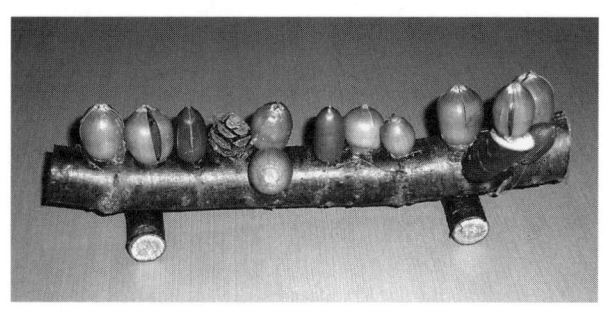

図54　ドングリ作品

● 木　工 ●

工程	使用道具・材料	作業工程・キーポイント
Ⅶ 仕上げと塗装	作業台 サンドペーパー 木工ヤスリ 刷毛 との粉 との粉用容器 塗料 油性塗料の場合は 　塗料指定の溶剤 塗料用容器 新聞紙などの敷物 乾燥用の台	必要に応じて，木端，接合部などに鉋をかけて平らにし，細かいサンドペーパーで表面をみがく．その後，表面の保護と仕上げのために塗装する． ㉑　**目止めを行う** 吸水性が高く，表面にスジ目や小穴の多い材質の場合は目止めを行う．目止めは，へらなどを用いてとの粉を表面にすり込み，半乾きの時に余分なものを拭き取っておく（図55）． ㉒　**みがく** との粉で目止めを行った場合は，との粉が乾いてから240番のサンドペーパーでみがき，塗装する． ㉓　**塗る（塗装）** 刷毛で塗装する場合は，塗料をつけた後，刷毛から塗料が垂れない程度に容器の縁でしごく．部材の端から塗り始めると，塗料が垂れるので，部材の3分の1程度のところから両端に向かって塗っていく．塗料は木材の繊維に沿って均一に塗る（図56）． ※乾いたらさらに目の細かいサンドペーパーでみがき，重ね塗りを繰り返すと塗膜が厚くなる． ※スプレー塗料を用いる場合は，一度に厚く塗ろうとすると塗料が垂れるので，薄く数回に分け，重ねて吹きつける． ㉔　**乾燥させる** 塗装後に，作品を陽の当たる所に置くと，気泡を発生することがあるので，日陰で，風通しの良い所で乾燥させる． ㉕　**完成**

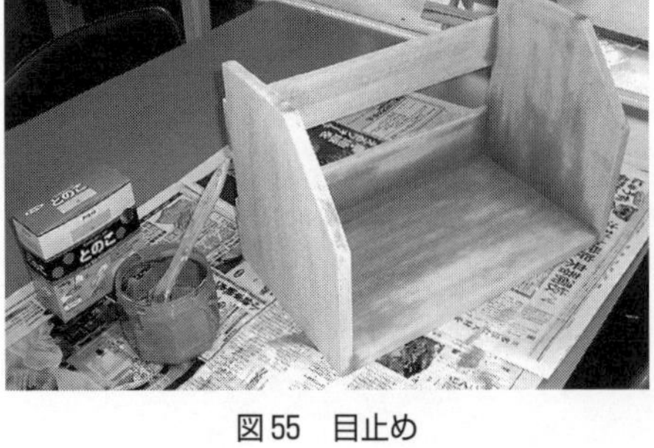

図55　目止め

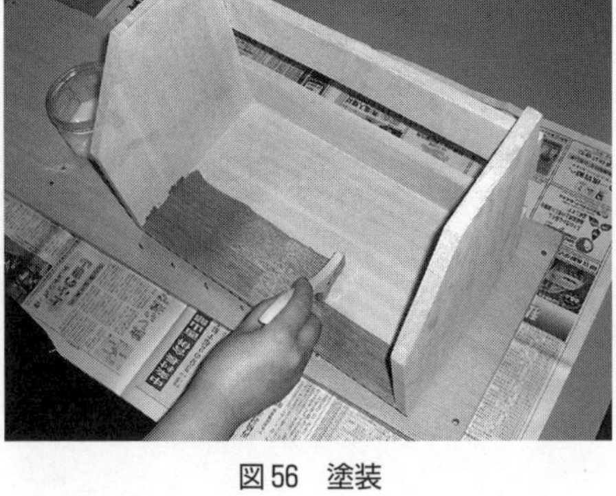

図56　塗装

● 木 工 ●

治療的観点，作業の工夫と段階づけ

■**作業設定**：製作の最後の段階であり，表面が平滑に仕上がったか否かを知るための，触覚・視覚機能が求められる．色つきの塗装にする場合は色彩の認知が必要である．ステインなどを使用する時は，木材の色にプラスすることになるので，あらかじめ端材などで色を確かめたり色の予測も必要となる．

■**心理的配慮**：作品を通じて，それまでの作業の振り返りの場面となる．対象者に応じて，客観的に，あるいは支持的に対応する必要がある．

■**作業環境の設定**：ほこりが出たり，揮発性の溶剤を使用する場合には，呼吸器疾患のある対象者には禁忌である．その他の作業者の場合でも防塵マスクの装着を勧める．換気扇や集塵機の使用などの配慮が重要である．また火気の使用にも注意を要する．作業台や床に塗料がこぼれることもあるので，新聞紙などを敷く．

■**道具の工夫**：塗装したり作品を乾燥するために，板に同じ長さの釘を打ち付けたものを用いる（図57）．小さな作品なら生け花用の剣山も利用できる．

■**道具の変更**：㉒のみがきに電動サンダーを利用する．

■**作業肢位**：座位でも可能だが立位が一般的．

■**段階づけ**：ヤスリの目の細かさに応じて必要とされる筋力は異なる．作業域は作品の大きさに規定され，必要可動域も変わる．

■**参考**：主に㉓塗装の工程でできる作品：p.15,図11参照．

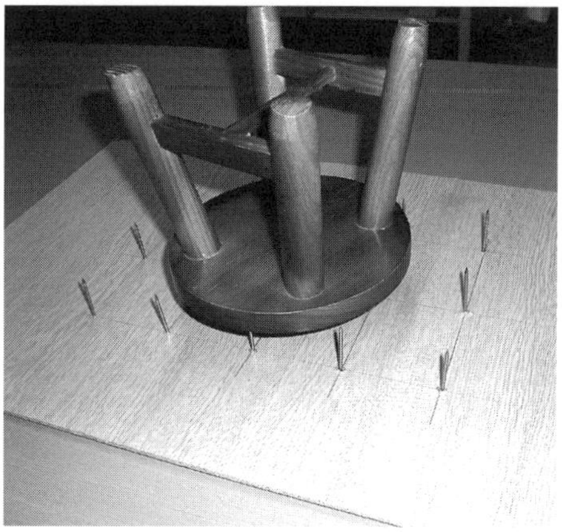

図57 塗装乾燥台

● 木　工 ●

参考文献等

1) 安藤光典：自然木で木工．農文協，1997．
2) C.M.Hamill, R.C.Oliver（小川恵子・他・訳）：老人障害者のためのアクティビティ—手作り工芸：治療への活用—．協同医書出版社，1983．
3) 佐藤庄五郎：図解木工入門—木製品の見方から製作へ—．共立出版，1998．
4) 堀川弘：手軽にできる日曜大工入門．日本文芸社，2002．
5) 新しい技術・家庭　技術分野．東京書籍，2004．
6) 技術・家庭　技術分野．開隆堂，2004．
7) 林産加工．実教出版，2004．
8) 日本作業療法士協会：作業療法白書　1995年版．
9) 日本作業療法士協会：作業療法白書　2000年版．
10) 日本作業療法士協会：作業・その治療的応用　第1版．協同医書出版社，1985．
11) 服部一郎，細川忠義，和才嘉昭：リハビリテーション技術全書　第2版．医学書院，1984．
12) http://www.microcraftworld.com/ship/Howto/tool3.htm
13) http://page.freett.com/knotty/finish.html
14) http://www.cnet-sb.ne.jp/yci/pkbase.htm
15) http://www.cypress.ne.jp/kirin/index.html

革細工
〔作品：小銭入れ〕

岩瀬 義昭

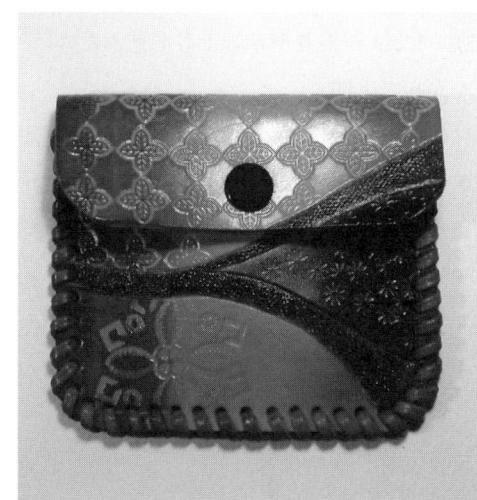

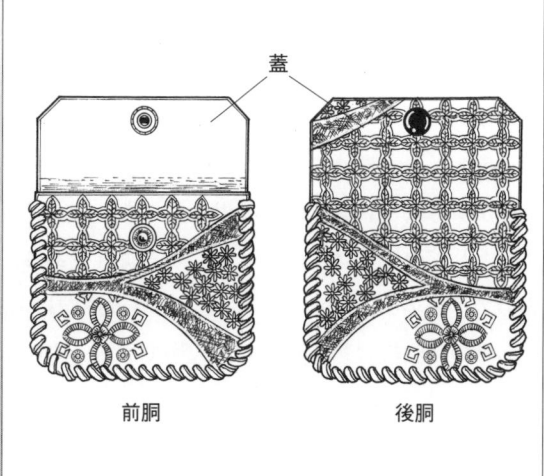

前胴　後胴

はじめに

　作業療法士は，様々な手段を用いて治療・指導・援助を行う．この手段の中に各種作業活動があり，その中の「手工芸等の活動」のひとつが革細工である．

　革を用いた道具の使用や革への細工は人類の歴史が記述される以前よりあったことが，埋没遺跡の発掘等で明らかになっている．人類は，食糧として捕獲した動物を余すことなく利用していた．日常生活で用いる道具の材料として利用する知恵は，骨やスジだけでなく皮にまで及んでいたとされる．

　有史期から近代にかけては，革の保存のための鞣（なめし）技術が向上するとともに日常的に用いる衣類や家財（敷物や幕布）だけではなく，家畜の飼育用具（馬具では轡（くつわ）や綱紐）や武具（鎧兜や弓，馬具では鞍や鐙（あぶみ））等にも利用されるようになった．また，道具としての革細工品だけでなく支配者階級の地位を飾るため美術的価値を付加した革工芸品も製作された．それらの工芸品は，神社仏閣に納められた奉納品や宝物として残されており，有名なものに奈良東大寺の正倉院収納物がある．

　近代日本では庶民が革細工品を日常的に加工し使うというよりは，専門の職人が製作し商人が販売ルートにのせて人々に渡っていたようである．例えば，江戸期に広まった喫煙習慣は

● 革細工 ●

煙管(きせる)や煙草入れ等のアイテムを開発させ，金工や革細工等の職人が製作技術を発展させている．製作された商品のうち高価なものは，一部の富裕者層が所持していたようである．

　現在，作業活動として用いる革細工は，第二次大戦後に日本の占領施策に関わったアメリカ軍の兵士とその家族から伝えられたレザークラフトが大きく影響している．アメリカ合衆国の開拓時代から庶民は，自分の使う身の回りの道具は自分で生産する必要があった．アメリカで作業療法が生まれた第一次大戦後の時期は，庶民にはまだその名残があったそうである．作業療法士が治療・指導・援助を行うにあたり，作業活動に木工，機織りや革細工等を選んだのは，当時庶民が日常生活で慣れ親しんでいた作業であったからだと聞く．

　戦後日本にリハビリテーション医療が導入されるに伴い作業療法も導入されたが，作業療法が治療・指導・援助に用いる手段としての作業活動の中にレザークラフトがあった．日本に作業療法が導入された頃から利用されてきた作業活動だが，作業療法白書を見ると使われる作業活動としての比重は下がってきているようである．しかし，作業活動には様々な要素が含まれるので，用い方によっては治療・指導・援助において有効な手段となる．そのためには，作業活動の技法に習熟することが大切である．当時伝えられたレザークラフトにも様々な技法があった．

　例えば，革に模様を描く技法には本書で紹介するスタンピング法以外にカービング法，モデリング法，パッキング法，レリーフィング法等々がある．長い航海中の船上で船員がワインの空瓶にミニチュアの帆船などを組み立てることによって暇な時間をつぶすように，牛の放牧にあたるカウボーイ達は自分のベルトやハットにナイフや飼育で使う金具で模様を刻んで楽しんだ．これが発展しレザーカービングになり，さらに巧緻性を高めたフィギャーカービングとなっている．カービング法はスーベルカッター等で切り込みを入れた後にスタンプバーで凹凸を表現していくが，モデリング法は図柄をモデラのみで加工するので柔らかい曲線が表現できる．パッキング法は下地に木やトコ革を貼った上に柔らかいヤンピやカーフを重ねて凹凸を表現するが，レリーフィング法はレルドという石板に彫刻された図柄をヤンピやカーフをのせて彫刻の凹凸を写しとる手法である．いずれも，中学や高校課程の美術で学んだ彫塑のレリーフ技術を革に応用した技法と言えるし，カウボーイが所有する牛に焼印を押した手法は，発展して電気ペンで革に焦目模様を描く技法になっている．

　また「切る・すく」「縫う・かがる」「塗る・染める」等々にも，革の性質を利用した様々な技法がある．これらには，他の造形で用いられる裁断，縫製，染色や描画の技術が応用されてもいる．作業療法士が治療・指導・援助に革細工を用いるならば，革細工で用いられる技法，技術の伝えられた歴史を学ぶ態度と技法を習熟することが必要である．革細工を様々な心身機能の障害や活動制限・参加制約があるひとたちに有効な作業活動として提供するために，本章でその一端を学んでいただければ幸いである．

● 革細工 ●

I 材料

1 革，その種類と特徴

　様々な種類の動物の皮革をひとは古くから日常生活に利用してきた．居住する地域で得られる動物の種類やその年齢・性別・皮の部位そして生産地により革の質が異なる．また加工方法も多様である．

　作業療法では，牛革や豚革，羊革を使用することが多い．牛革は，成牛の渋鞣しが最も良く使われるが，仔牛を使う時もある．豚革は，アメ豚が裏革素材として多用される．作品によっては柔らかくしなやかな羊革や山羊革（最近は国内での飼育頭数が激減し入手し難くなっている，キッドは高級素材）も使われる．

動物の種類による分類

- 哺乳類：猿，犬，猫，牛，豚，羊（シープ・ヤンピ），山羊（ゴート・キッド），鹿，兎，貂，海豹，等
- 爬虫類：蛇，鰐，等
- 鳥　類：鷹，鷲，等
- 魚　類：鮫，鮭，等

牛革の年齢・性別による分類と特徴

- カーフ：生後6ヶ月までくらいの仔牛の革，薄く繊維が細いが柔軟できれいな肌合いである．大きさは80～120 DC（デシ：1 DCは10 cm平方）．
- キップ：生後6ヶ月から2年くらいの中牛の革．
- カウ：2年以上の牝の成牛の革．
- ステア：生後6ヶ月までに去勢した牡の成牛の革．厚く繊維が密で丈夫であるが肌理は粗い．大きさは180～250 DC．

革の部位による分類と特徴

　革の性質には生体の皮膚組織のなごりが残っている．腹側部と背側部で，遠位部と近位部でも性質が違う（硬さ，厚さや伸張方向等）ので，作製する作品に応じた性質を選択する（図1）．

● 革 細 工 ●

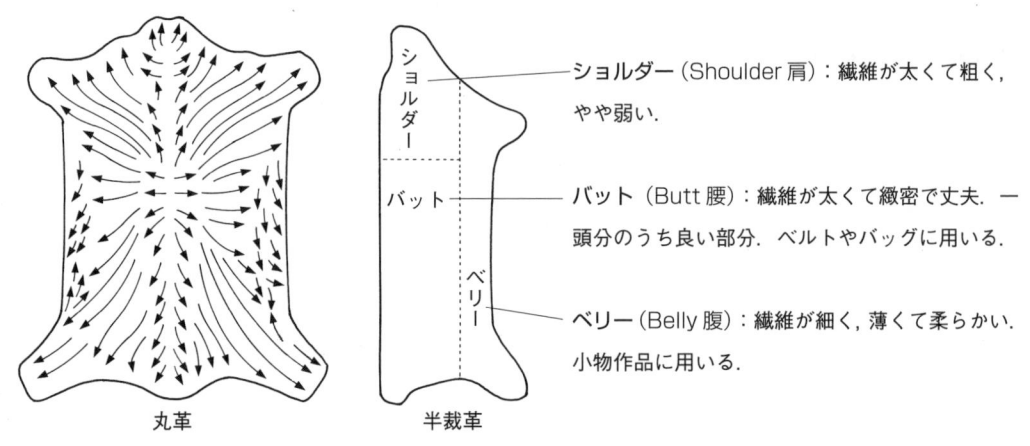

図1 革の繊維の方向（矢印の方向に伸びにくい）と部位

ショルダー（Shoulder 肩）：繊維が太くて粗く，やや弱い．

バット（Butt 腰）：繊維が太くて緻密で丈夫．一頭分のうち良い部分．ベルトやバッグに用いる．

ベリー（Belly 腹）：繊維が細く，薄くて柔らかい．小物作品に用いる．

鞣し方による分類と特徴

- 渋鞣し：植物タンニンによる鞣し．薄い茶褐色をしているが，陽光により徐々に濃くなる．吸水性，可塑性が良く，形をつけやすく染色しやすいので，革細工に良く使われる．
- 白鞣し：合成タンニンによる鞣し．白く耐光性が良い，染めつきも良く鮮やかに染まる．蠟纈染めなどに使う．
- クローム鞣し：塩基性硫酸クロムにより，青味がかったグレーをしている．吸水性，可塑性が小さく，染色しにくい．革細工では，裏革に用いることがある．
- 混合鞣し：鞣し方を複数組み合わせ，それぞれの長所を生かす鞣し．革細工には渋鞣しの表面を白鞣ししたものが使われる．

仕上げの方法による分類と特徴

- 染色仕上げ加工済：色革（染料染色と塗料仕上げ）とエナメル革（塗料着色後，合成樹脂や油脂を塗布し仕上げ）などがある．染色が済んでいるため革細工では，裏革やバッグのマチやベルトとしたり，紐編みに用いる．
- 起毛（バフ）仕立：スエード（トコ面をベルベット状に起毛），ベロア（スエードより長い毛足），ヌバック（ギン面をベルベット状に起毛したものでスエードより毛足が短い．ベルベット状に起毛），バックスキン（本来は雄鹿（buck）の革を起毛したものである）などがある．衣料などに使うが，袋物を作る時に革細工した革と組み合わせて使用することもある．
- 油仕立（鞣し）：一般的な鞣しに油脂分を加えた加工法で，オイル革，サドル革，セーム革などがある．耐水性と耐熱性があるのでレインコートなどの衣料に使う．
- 型押し加工：表面に機械などで模様を入れた革．生育中や屠殺時についたキズを隠すためや革製品を大量生産する時に用いられる．プレス革，モミ革などがある．
- その他：ギン革は革の表から0.3 mmまですいて作られる．主に羊革が使われ，革細工では

● 革 細 工 ●

革レースやパッキングの表皮に使用される．トコ革はギンを取り除いた部分で，革細工では芯や下地に使うことが多い（図2）．アメ豚は，タンニン鞣しし特殊加工したアメ色の艶をもつ．染色剤を変えた茶や赤などもあり，裏革素材として多用される．

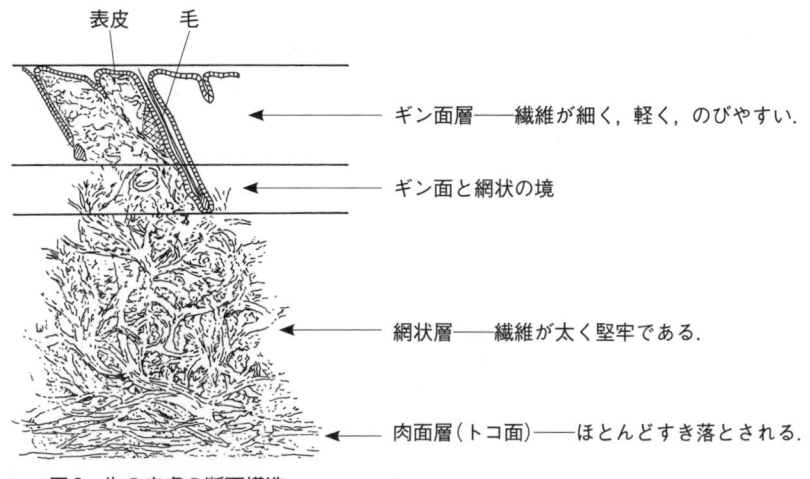

```
表皮  毛
        ←──── ギン面層────繊維が細く，軽く，のびやすい．
        ←──── ギン面と網状の境
        ←──── 網状層────繊維が太く堅牢である．
        ←──── 肉面層（トコ面）────ほとんどすき落とされる．
```

図2　牛の皮膚の断面構造

革の管理方法

生体の一部である皮に物質を結合・置換させてある程度安定化させたものが革であるので，湿気や汚れにより細菌繁殖する（黴る）し紫外線照射により変色・劣化をきたす．空気中の細菌胞子や塵が付着しないように薄い布や紙で包み陽の当たらない乾燥した場所に保管する．

また，ひとの皮膚の汗や脂肪分を吸収するので，各作業工程で革に触れる場合は手洗いし皮脂を洗い流しておくこと．

革の購入

購入は信用のある専門店で取引するのが安全である．革は面積で購入するが，10 cm 平方を1 DC（デシ）といい，単価は1 DC単位となっている．

革細工を多用するのであれば，牛革を半裁（1頭を背筋で半分にしたもの，なお小さな動物は1匹分を丸革として売られている）で購入し小分けして使用するのが経済的である．管理方法に記載したが，半裁の牛革は陽に焼けぬように，表面を内側に巻き紙で包んで保存する．革に巻き癖がついており広げることに難儀するので，広めの作業台で使用目的に合わせて裁断する．

● 革細工 ●

> 🖉 端革の利用：切り残った端革は，革スキ等の道具の使用練習や刻印，染色の練習や試行に用いたり，モザイク材や芯材として用いることができる．
> 《例》端革に刻印棒で試し打ちしたり練習した後で，染色の試し塗りを行う．その革を角抜きで一定の大きさに切り抜き，数十枚の量を溜める．ティッシュペーパーの箱より一回り大きい紙箱を用意し，表面に角抜きで切り抜いた端革を貼り付け「ティッシュペーパーボックス」とする等の廃材利用の作業活動種目に活用できる．

2 かがり材

主に縫い糸とレースに二分される．

- **レース**：3mm巾の牛レースがよく使われる．牛レースには無染のもの（生成）と染色済みのものと形状から平レースや丸レースがある．これ以外にも太さ，幅，厚さ，色種が多種類あるので用途に合わせて選択する．また，ギンレースも無染のものと染色済みのものがある．それぞれ，数本ずつの束で市販されている．
- **縫い糸**：麻糸を染色し蠟引きしてあり色も多種類ある．

> 🖉 レースでかがる方法（レーシング）には，幾つかの手法がある．今回の作品では巻きかがりを紹介したが，ランニングステッチ，バックステッチ，クロスステッチ，フローレンスステッチ，シングル（コードバン）ステッチ，ダブルステッチ等などがある．各々の手法は，裁縫・刺繍の技法と作業分析を参考にしていただきたいが，レースを針に留める方法と繋ぐ方法は道具「かがる」の項（p.62）で説明する．

3 染色剤・防染剤

- **染色剤**：革という素材に適し，その風合いを生かす染色剤が使われる．主に，塩基性染料（クラフトレザー染料），含金属（クローム）系染料（WA染料，レザーダイ），粉末塩基性染料，粉末アルコール染料，顔料（アクリルカラー，リキティックスカラー，アンティックフィニッシュ）等があり，溶解剤，うすめ液やメジュームを混ぜて使用することもある．

  粉末の染料は変質しにくいので保存しやすいし，濃度を調整したり色の配合ができるが，使用に手間がかかるため溶液を用いることが多い（例えば，塩基性染料の使用方法は，同量のとかし液で練った後，熱湯で溶かして原液を作る）．

- **防染剤**：色止め以外に汚れ止め，耐水性と耐久性の向上の目的がある．レザーラッカー，レザースプレー，レザーコート，レザーバインダー，レザーワックス，タンコート，トコカラー，エッジエナメル，リソレーン等を用いる．溶剤としてシンナーやベンジン・灯油を使用するが，刷毛・筆の洗浄にも使用する．

● 革細工 ●

★揮発性のものも多いので室内の換気や火気に注意すると共に物品管理にも留意する．

4 接着剤

他の作業活動にも共通して使うことがあり作業療法室に常備していることが多い．

- ゴム糊：車椅子チューブのパンク修理に使用するゴム糊は，革の接着にも利用する．使用に慣れていて使いやすく安価であるが，保存期間に注意する．ゴム糊の使い方は，塗ったあと半乾き（指で触れても糸を引かぬ程度）になってからゴム糊を塗った面を貼り合わせる．
- 酢酸ビニール系接着剤（木工用ボンド，ボンドCH18，サイビノール，セメダインホワイト等）：木工でも使用する酢酸ビニール系接着剤は，乾くと透明になり仕上がりもきれいである．
- 合成ゴム系接着剤（クリアボンド，ボンドG2，ボンドG17，セメダインハイコンタクトなど）：速乾性で接着力が強いので，正確に貼り合わせる注意が必要である．

★接着剤も溶剤に揮発性のものがあるので，室内の換気や火気に注意すると共に物品管理にも留意する．ゴム糊の溶剤は空気より重いので，床に近い換気口を開くと良い．

5 金具

強く固定する，止めるという目的で使用するが，飾りの要素もある．
固定や止めのためには仕上げた作品が歪まないように正確な位置につける必要がある．
飾りのためには作品に合わせた様々な形状や大きさを選択する．
カシメ，ホック，ドットボタン，スナップ，リング，ヒネリ，タイコ（手環），ハトメリング，キーホルダー用金具，飾り金具，口金，ファスナーなどがあり，各種の金具をつけるために特殊な工具を使うことが多く，使用方法に習熟しておきたい（p.52参照）．

6 その他

- 厚紙（型紙）：前もって作品に応じた型紙を厚紙で作っておくと便利である．
- 今回の作品では使用しなかったが，パーツ材（カードケース，札入れ等）を使用して作業工程を省略する方法も選べる．

● 革 細 工 ●

今回使用するホックは，凹部・凸部共に2種類の金具，計4種類が1セットとなっている．凹部は蓋に，凸部は前胴にとりつけるので，位置を間違わないようにする．打ち台やホック打ちも凹部と凸部に合わせて使用する．

前胴にとりつける凸部の金具は，手探りで穴に金具を通してから打ち台を敷き，ホックがしっかりと固定される強さで打ちつける．蓋にとりつける凹部の金具は，打ち台のへこんだ部分に金具を合わせる．ホック打ちの突部がホックの嚙み合うバネの金属を潰さぬように合わせ，あまり強い力で打ちすぎないようにする．また，とりつけるホックの大きさに合わせた穴を革にあける必要があるので，ハトメ抜きの号数を確認すること．

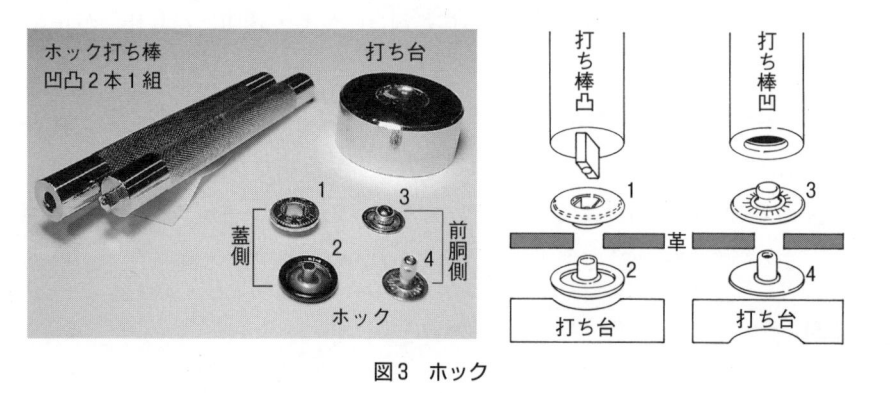

図3　ホック

● 革細工 ●

Ⅱ 道具

1 切る・すく

- 革包丁：革の裁断に用いるが，革スキにも使える（図4）．刃は常に研ぎ切れ味を保つこと（研ぎ方は「木工」p.21を参照）．
- カッターナイフ：革の裁断等に用いるが，刃の大きさにより各種類がある．刃を研ぐ必要がないので手軽であるが，両刃なので革包丁の切断面より鈍い角度となる．
- ビニール板：広さは各種あるが厚さは8～10mm程度のもので，革を裁断する時に下敷きとする．革を剪る時に，刃先がビニールに適当にくい込んできれいに裁断できる．

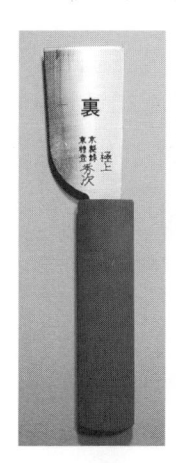

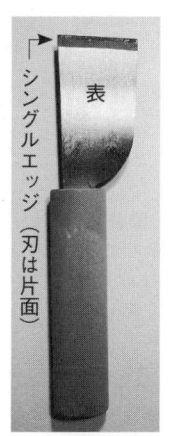

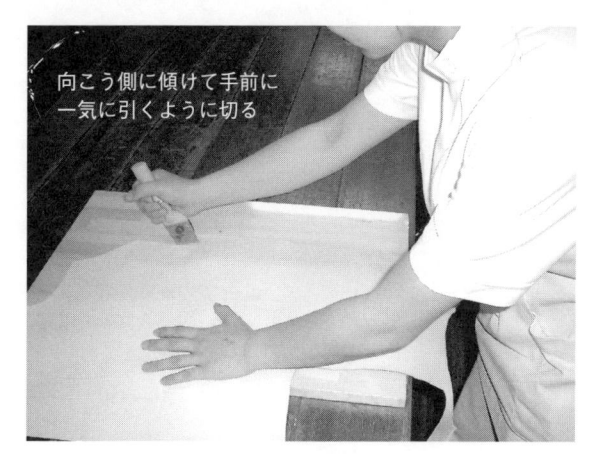

図4 革包丁（左）と，カッターナイフの使用（右）
刃を向こう側に約30°程度傾け手前に一気に引くように切る．切る際は，1本の線を少しずつ切り進むと切断面がギザギザとなるので，一気に裁断することにより鮮やかな切り口とする．
曲線部は刃をさらに立て革にあたる部分を小さくする．厚い革の曲線部は数回に分けて裁断する．

- 革切り鋏：薄い革を切ったり，粗裁ちに用いる．
  ★他の材質（紙や布など）を切る鋏とは別にしておくこと．
- 革スキ：革を薄くすく時に用いる（図5）．今回の作品では，レースを継ぎ足す時の重なる部分をすくために用いたが，革の折り返し部分をすく場合にも用いる．広い面積をベタスキをする場合は，革を購入する際に店の専門の機械ですいてもらうのが良い．

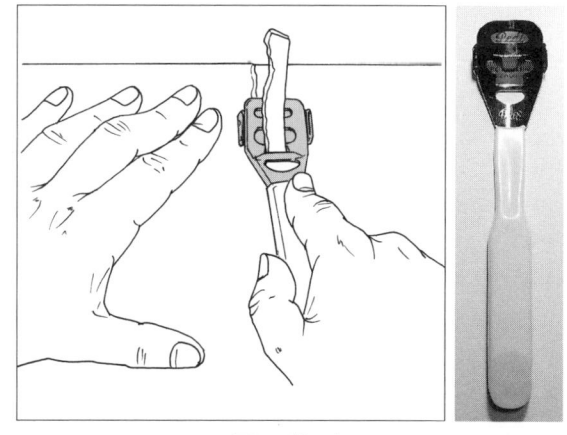

図5 革スキ

● 革細工 ●

- 革鉋：革を薄くすく時に用いる．例えば，札入れやバッグなどの二つ折りする作品を作る場合，折る部分を中スキする時に用いる．
- V字溝切り：革のトコ面に溝を掘る道具．掘る溝の深さは刃の出具合を調節する．バッグ等箱物を作る時，一直線に折って形作る時に用いる．
- ステッチングルーバー：厚い革を縫う場合に，縫い線部分をすくように掘るために用いる．
- スーベルカッター（ナイフ）：図案の実線をカットしたり，カービング法のデコレーションカットに用いる（図6）．替え刃には各種あり，厚い刃・普通刃・細刃・フィリグリー（透かし彫り）ブレード・ヘアーブレードなどを使用目的に合わせて替える．

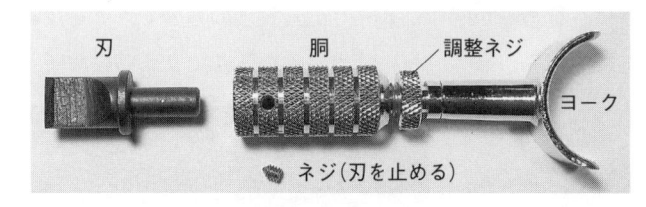

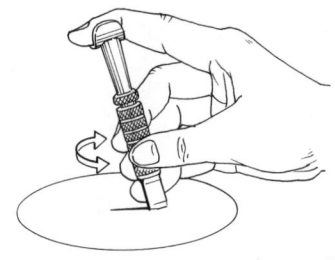

使い方：
示指の末節骨部掌側（DIP関節の遠位）をヨークの台にかけ，刃を向こう側に倒して手前に引いて切り込む．その深さはおおよそ革厚の1/3～1/2である．
胴部を回転させて方向を変えることができる．

図6　スーベルカッター

スーベルカッターは，革包丁と同様に刃は常に研ぎ切れ味を保つ必要がある．使用する前に刃をルージュスティック台で研いで使う．切れ味が落ちたら，オイルストーンにミシン油をしみ込ませ，角度調整器に刃をとりつけて研ぐ．仕上げはルージュスティック台のトコ面に赤棒を塗って研いだ後，ギン面で仕上げる．

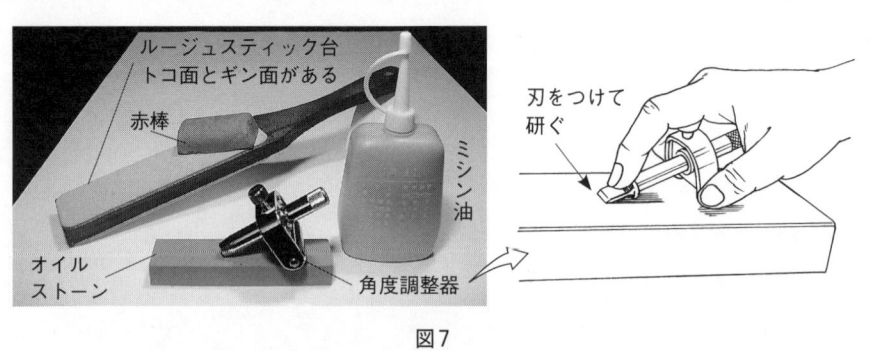

図7

- 砥石：刃物類の研ぎに用いる．粗研ぎ用と仕上げ用を用意する．
- ヘリ落とし：革の縁の部分を削り落とす時に用いる．

● 革 細 工 ●

- サンドペーパー：トコ面をこすって起毛しベルベット状にする時や革の接着面を毛羽立たせる時に用いる．柄にヤスリ面をとりつけた専用道具もある．
- デザインナイフ：細かな部分の切断や切り抜きに使用する．刃は先端部分に固定されているが替刃式になっており，替刃は筒状の柄の中に収納されている．切り絵などの紙細工でも使用する．
- 彫刻刀：木彫に用いるもの．革を削るだけでなく，カービングの切り込みやレリーフィング法でレルドを削る時に用いる．

2 印をつける，描く，写す

- 鉄筆：先が丸くなっておりモデリング用のモデラと対になった道具（トレスモデラ）もある．図案の写し，裁断や金具付けの印付けなどに用いる．
  ★インクが切れたボールペンを代用することも可能である．
- モデラ：トレース用，モデリング用スプーン，薙刀形，フィギャー用などがあるので，使用目的に合わせて選択する（図8）．

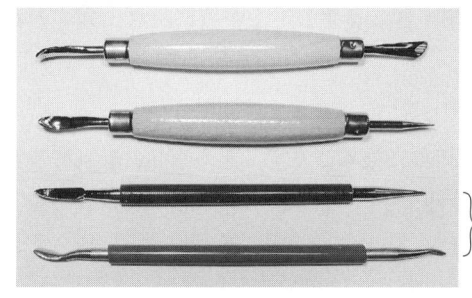

図8 モデラの例

薙刃とスプーン
鉄筆とスプーン
フィギャー用各種モデラ

- ディバイダー：設計や幾何学で用いるのと同様に同寸法を移すことに用いる．今回はかがりに必要な等間隔の線を引くために用いた．一方の脚先をヤスリがけし丸くし，印付けする時に表面を削り取らないようにしておくと良い（図9）．

調節ネジを回転させて必要な幅とする

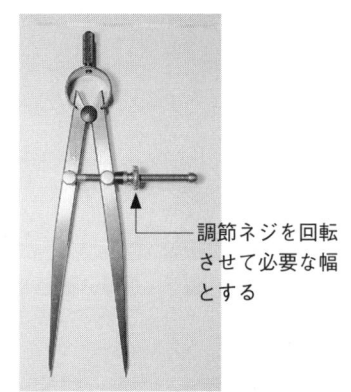

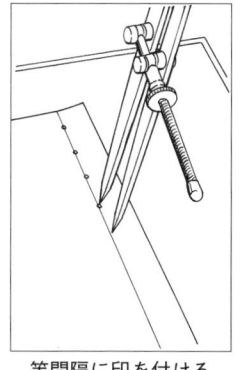

等間隔に印を付ける　等間隔の線を引く

図9 ディバイダー

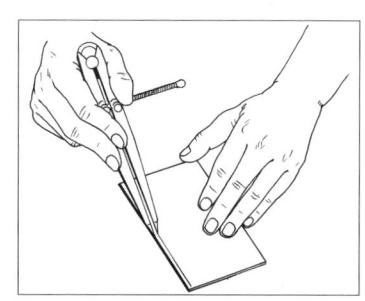

● 革細工 ●

- コンパス：円を描くために用いる．円形のコースターを作る時に使用できるが，円周を描く部分に刃をとりつけ，直接革を円形に切る道具もある．
- ルレット：先の回転部が一定間隔となっており，等間隔で印を付けるのに便利である（図10）．裁縫など他の作業活動でも使用される．
- 曲尺（かねじゃく）：「木工」（p.16）を参照すること．
- 定規：正確な採寸をしたり，直線を引くために用いる．材質により，金属，プラスチック，竹などがある．
- メジャー：計測部が金属製，布製のものがあり，立体的な曲線部を測定するのに適している．
- トレース用紙：透明度・紙の厚さにより多くの種類がある．同じ図柄を何度も使い回しすることが多いのであれば，厚手の丈夫なものを利用する．
  - ★裏表があるので使用の際に注意．図柄をトレース用紙に写す時に使用したマジックペン（ボールペン）のインクの種類（鉛筆の場合は芯）によっては，革に接触した時や図柄のアウトラインを鉄筆でなぞって革に図柄の輪郭を写す作業中に革面に色素が転移する．
- マジックペン：0.5〜1.0 mm 程度，細すぎると手の震えが線に現れ，太すぎると細かな表現ができない．
  - ★修正は揮発性の専用液を用いるので取り扱いに注意する．
- ボールペン：水性インクはトレース用紙に染みこまず，他の物品に触れて流れる．
- 鉛筆：2B 程度の軟らかく濃いものを使用する．芯が硬いとトレース用紙を破く恐れがあり，軟らかすぎると芯粉が滲む．

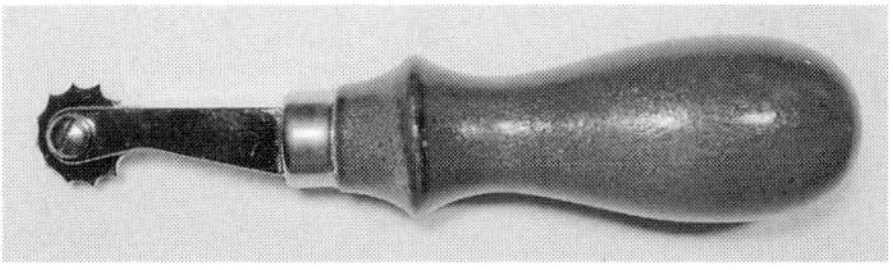

図10　ルレット

3　固定する

　手縫いをする時に縫い合わせる革を挟む固定器がある（図11）．一般的な革細工場面ではあまり使わないが，作業療法場面ではよく使われる道具（方法）である．

　他の固定の方法としては，挟む（ピンチ，洗濯挟み，紙挟み等），重りをのせる（文鎮，製図用文鎮，ペイパーウェイト等），針で止める（画鋲，ピン等），粘着テープで止める（セロハンテープ，両面テープ，ビニールテープ等），人手を用いる（他患，治療者，介護者等）等がある．対象者の能力や治療の場面展開，対人関係を配慮して設定する．

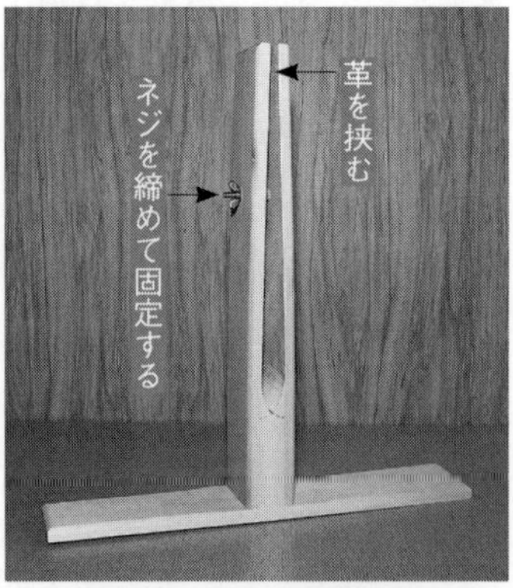

図11　手縫い固定器（レーシングポニー）

● 革細工 ●

> 革にピンを刺して固定する場合は，仕立ての際に切り落とす部分に刺す．革の上からテープを貼って固定する場合は，テープで覆われた部分に染料が入らず仕上がりの際の革の色調が異なることや，接着剤を塗ることができないため，貼り合わせに注意する．

4 塗る・染める

染色には，多様な方法がある．刷毛引き染め，刷り込み染め，アンティック染め，色さし染め，ふき染め，型染め，吹きつけ染め，蠟纈染め，絞り染め等々である．布や紙，木，土，金属等様々な素材への染色技法や道具を応用し，多彩な作品を作り上げる工夫もできる．

以下で説明する刷毛・筆には，毛を用いる動物の種類により，また刷毛の巾の毛や量により多種類ある．刷毛類は使用した後，ただちに洗浄し乾燥させて保管する．

- ボール：素材によりプラスティック，ステンレス，琺瑯引きのものなどがあり，使用目的に応じて選択する．
  - ★ボールは底面が口面より狭いので，水こぼしに注意すること．
- 絵皿：日本画で昔から使用されきた白い小皿である．色の濃さを調整したり，色の調合に用いる．
- 梅皿：何色かを一度に使用したり，色の配合や調合ができるように区切りのついた絵皿である．

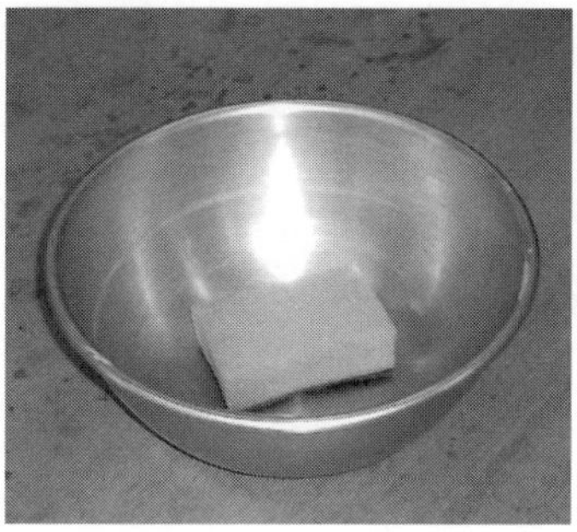

図12　ボールとスポンジ 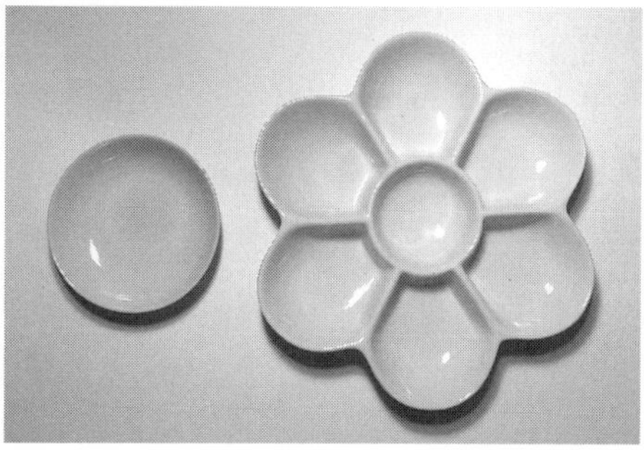　　　図13　絵皿（左）と梅皿（右）

- 水刷毛：革を湿らせたり，広い面積の地塗りに用いることもある．筋交(すじかい)刷毛ともいう．
  - ★革を湿らせる代用にスポンジやスプレー（霧吹き）を用いる場合もある．スポンジを使用する場合は手指の皮膚が水に接触する機会が増えることや皮脂に留意する．
- 刷り込み刷毛：毛が緻密で染料を含みやすいので，塗りむらが少ない．
- 平刷毛：染色しやすい柔らかい毛が用いられている．
- ラッカー刷毛：仕上げに用いる防染剤のレザーバインダーやラッカーを塗るために用いる．
- ゴム糊刷毛（ブラシ）：硬めの毛で作られている．ゴム糊を使用した後は糊が乾く前に処理して保管する．

● 革細工 ●

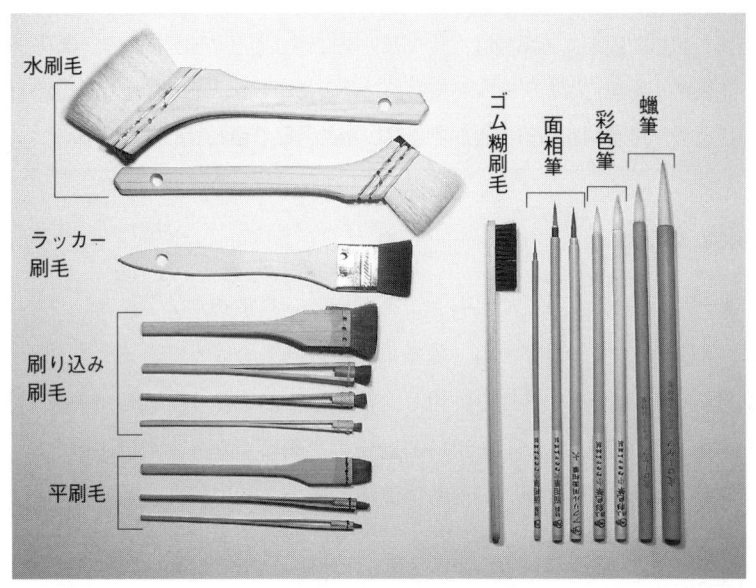

図14 刷毛と筆

- エアブラシ：構造の原理は霧吹きと同じであるが，水溜りに塗料や染料を入れ吹きつけポンプに動力を使用する．塗りの毛跡が残らない均一な感触が得られる．
- 彩色筆：色をさしたり色塗りに用いる．
- 面相筆：細く細かい線を描く時に用いる．人物の顔の表情を描くために用いられたのでこの名称がある．
- アクリル筆：顔料を溶剤に混ぜたアクリルカラーを塗る時に使用する．洗浄が簡易で毛が硬くならない．
- 蠟筆：蠟纈染めをする時に用いる．
- 電気ペン：焼き絵（革に焦げ目をつけて，模様を描く手法）をする時に用いる．ペン先の形に幾つかの種類がある．昔は，アイロンと同様に熾したコークスで金属ペンを熱して焼き絵をしていた．

> 蠟纈染めに使用する他の道具には，電熱器（蠟の加熱・溶解）や温度計（蠟温を測る）や蠟熔器（蠟を入れ溶かす容器と加熱器が一体となったもの）がある．蠟は木蠟と白蠟を混合して使用し，その混合割合は季節により異なる．晒した白蠟の方が粘りが少ないので，夏場は白蠟の割合を多くする．蠟の温度は，夏場で100℃・冬場は120℃程度とする．

- タンポ：ふき染めに小さくたたんだ布を用いるが，布を小さく丸め（彼岸団子程度の大きさ）包んだタンポも用いる．布は，吸水性の良い木綿素材が良い．数色分用意しておくと便利である．タンポに笹竹や割り箸を柄としてつけると手を汚すことが少ない．

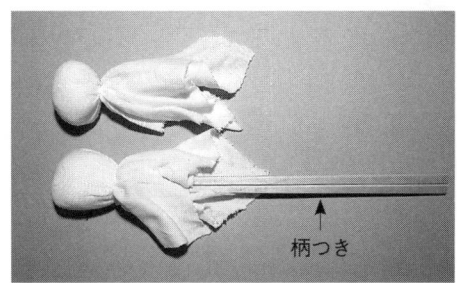

● 革細工 ●

布を丸めて包んだタンポ 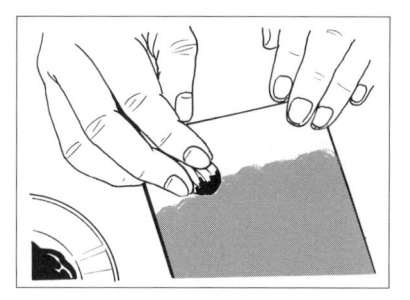　　　布をたたんだタンポでふき染め

図15　タンポ

5　叩く，刻印する，穴あける

- フェルト布：ゴム板や大理石板の下敷きとして，打刻の振動や音を和らげるクッションとして用いる．
- ゴム板：穴あけや刻印の台として用いる．刻印の時に安定感のある大理石板を用いると明瞭な印影が得られる．
- 木槌：金具や刻印を打ったり穴あけに用いるが，その大きさ，重さ，槌部の形にバリエーションがあるので，目的に応じて選択する．また，槌部が革でできており打刻が柔らかい感触の革槌もある．

> 刻印を打つ時の木槌を打つ動作とハトメ抜きや角抜きで穴あけをする時の木槌をふるう動作は異なる．
> 穴あけ時は，大きな打力を必要とするので，大関節の動きで打つ（図16）．
> 刻印時は，微妙な印影を表現したり平均した刻印を打つために，木槌は前額面と平行に持ち，主に手関節の力で垂直に打ち下ろす（図17）．軽い動きでかつ平均的な力で打刻する．肩甲帯・肩関節は大きく動かさないで打つこと．

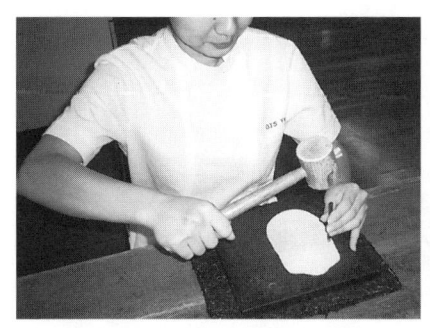

図16　穴あけの時の木槌の持ち方 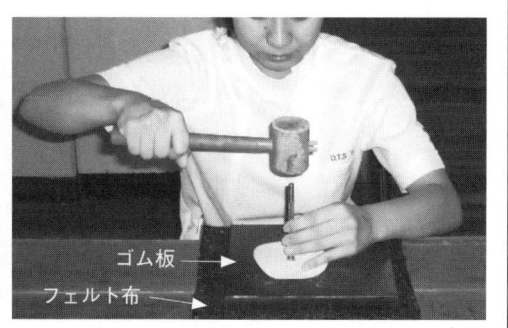　　　図17　刻印棒を打つ時の木槌の持ち方

● 革細工 ●

- 刻印棒：スタンプバーはアルファベットの記号（A～Z）と番号がついて数多くの種類がある（図18）．また，数字，英字，星座，小動物や花等の模様のセットや単品も販売されている．カービング法では，C（カモフラージュ），P（ペアシェダー），B（べべラ），V（ベンナー），S（シーダー），A（バックグランド）がよく使われる．

- 刻印棒立て：ツールラックともいい刻印棒の太さに合わせた穴があいていて整理しやすい．使用する刻印棒の種類が多い時は，立ててある刻印の形が分かり便利である．

> 模様によってはV（ベンナー）のように斜めに立て，刻印の深浅の具合で色彩の強弱や陰影を表現する場合もある．また，S（シーダー）のように刻印面が狭い刻印棒は強く打つと革に穴をあけてしまうので，打刻する力加減を配慮する．

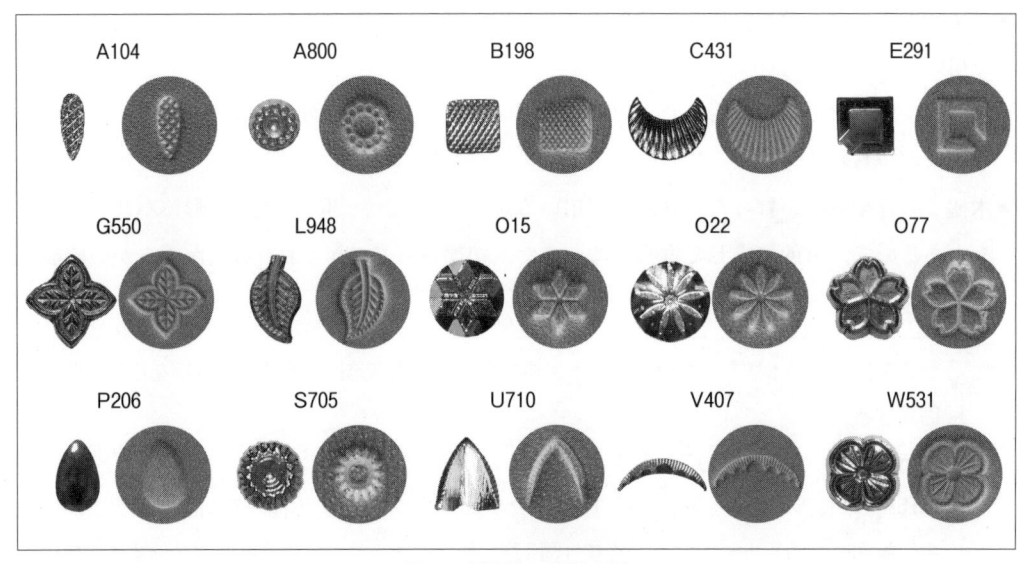

図18　刻印棒の模様の例

- ハトメ抜き：穴のサイズにより3号から50号まで多種類あるが，8号サイズがかがりなどに一番よく使われる．また，1本のみのものと3連ハトメ抜き，4連ハトメ抜きがあり，等間隔で穴をあける時に利用する（図19）．ハトメ抜きの刃先が鈍ってきたら専用の砥石で研ぐと良い．

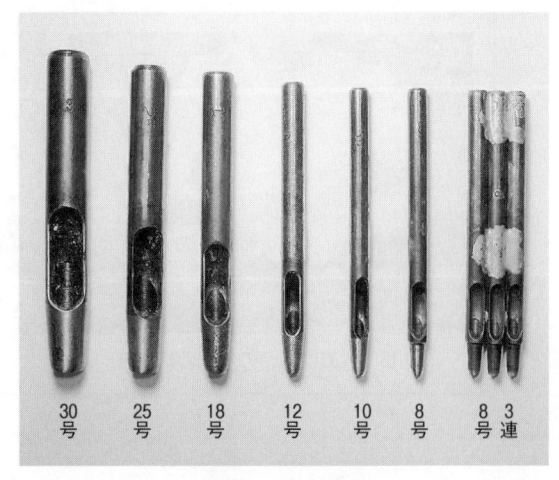

図19　ハトメ抜き

● 革細工 ●

★打刻動作によらず穴あけできるハトメパンチ（交換，回転式）やスクリュー（回転）ポンチもある（図20）．

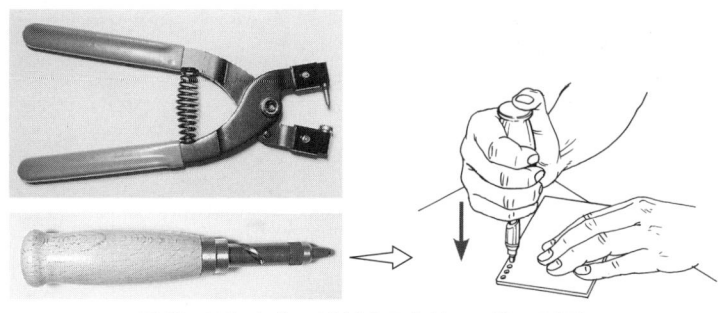

図20 ハトメパンチ(上)とスクリューポンチ(下)

- **各種穴あけ工具**：革に穴をあける工具は，他に平目打ち（1本目打ち，3本目打ち，4本斜め目打ち），菱目打ち（1本，3本），ベルト用穴あけ，バックル用穴あけ，角抜き等があり，使用方法はハトメ抜きと同様である（図21）．また，打刻動作によらない平目パンチや菱目パンチもある．紙や布と同じように千枚通しを用いて革に穴をあけることも可能である．

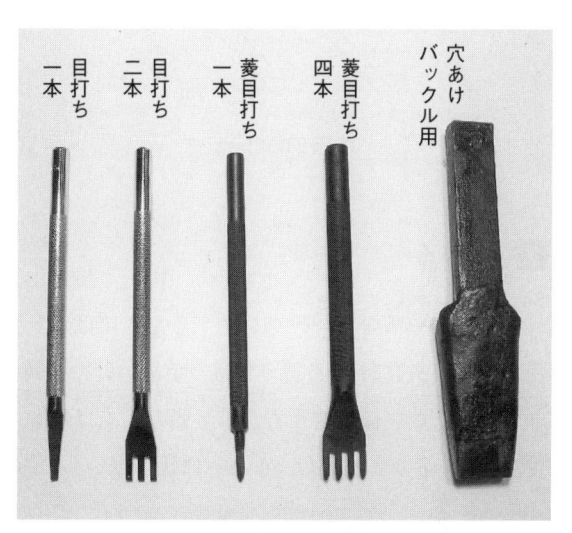

図21 穴あけ工具
（一本目打ち，二本目打ち，一本菱目打ち，四本菱目打ち，穴あけバックル用）

6〜8 仕立て
6 貼り合わせる

- **ガラス板**：裏革と貼り合わせる時は押し伸ばすように，へり返しを貼り合わせる時はズレが出ないように，貼り合わせる接着面の中の空気を抜くよう押さえて圧着させる時に用いる．また，トコカラーを塗った後にみがきをかけるためにも用いる．立体的に丸みをつけたい場合は，ガラス板で裏革側をやや強めにこするように圧着する（図22）．

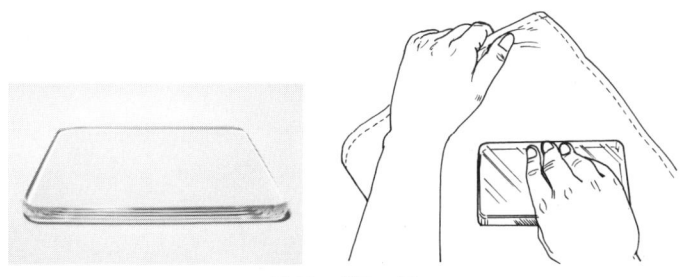

図22 ガラス板

● 革細工 ●

★圧着させる道具には，ガラス板以外にローラーがあるし（図23），木版で印刷時に使用するバレンも代用できる．へりの部分をみがく時にはへりみがきを用いる（図24）．

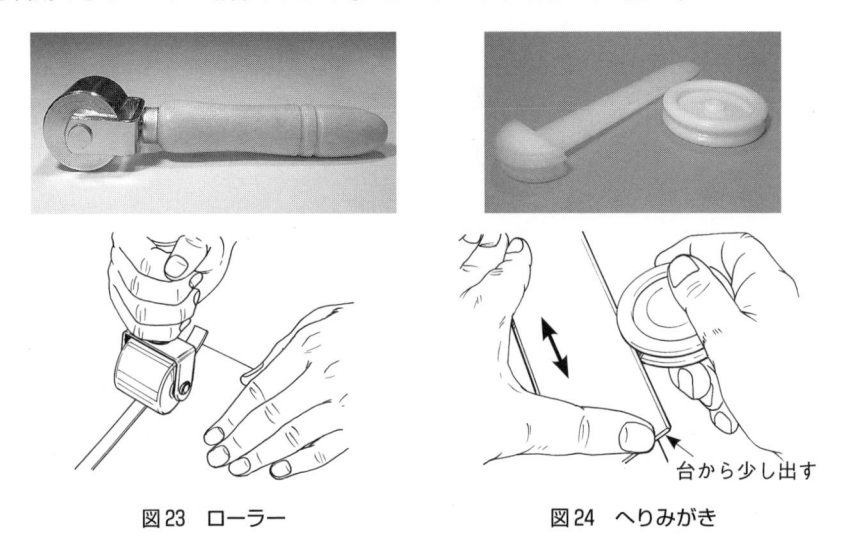

図23　ローラー　　　　　　　図24　へりみがき

7　かがる

　牛レースや革紐をレーシングするためには，レース針の他にアローレース針や筒（丸）針を使用する（次頁参照）．縫うには，手縫い針や三角針に糸を通して手で縫う方法，糸と針がセットされた手縫い機で縫う方法，手動もしくは電動のミシンで縫う方法がある．レース錐（丸，菱，平）やドライバーは，布などに比べ厚い革に針を通すためや編み目を整えるために用いる．

8　金具をとりつける

　金具については材料で説明したが，様々な大きさと形があるので，金具に合わせた特殊な工具を利用すること．今回の作品で使用した工具は以下に説明するが，他にドットボタン打ち棒，カシメ打ち棒，スナップ打ち棒，ハトメリング打ち棒等の打ち付け専用の打ち棒がある．また，金工で使用するヤットコ，喰イキリ，ペンチ，金ツブシ，プライヤー等も利用する．
- ホック打ち棒：凹凸の2本の組み合わせとなった打ち棒（p.52，図3参照）．
- 打ち台：ホックをうける窪みが一つのもの（図3参照）と数種類の窪みを用意したオールマイティプレートがある．

● 革細工 ●

レース針への牛レースの留め方

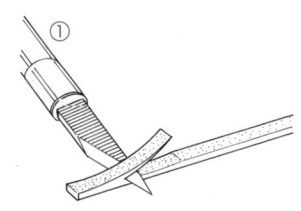

① 牛レースの端のトコ面を革スキを用いて 5～10 mm 程薄く斜めにすく（そぐ）．
　＊革スキの代わりに革包丁やカッターナイフですく（そぐ）こともできる．

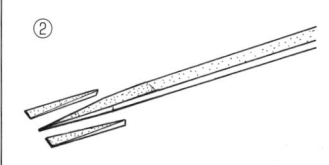

② そいだ先端の両幅を斜めに切る．
　＊レースの幅が針の幅より広い場合は，針を通した時にレースが革に引っかかるので針幅に合わせて両側を斜め巾に革包丁で切り落とす．

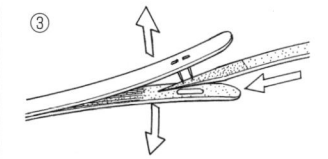

③ レース針にすいた部分を固定する．
　＊針の頭を開きレースの先端を挟み込む．挟む部分には止めの歯があるので，きつく押さえるか木槌で軽く叩いて留める．

図25　すく→Ｖ字カット→挟む→喰込の手順

牛レースの繋ぎ方

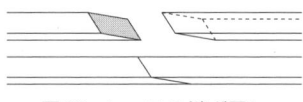

図26　レースの継ぎ足し

レースの長さが足りなくなったら，2本のレースのギン面とトコ面をそれぞれ 5～10 mm 程斜めにすき，接着剤で貼り合わせて継ぎ足す．

● 革細工 ●

Ⅲ 工程　【小銭入れを作る】

工程	使用道具・材料	作業工程・キーポイント
Ⅰ 作品を構想し材料・道具を用意する	西洋紙 厚紙 鉛筆 鋏 革細工手引書 モデル作品 ハトメ抜き 3連ハトメ抜き ゴム板 フェルト 木槌	① **作る作品を決める．** 　手引書やモデル作品を見て，作るものを決める． ② **作品の完成図や図柄を描く．** 　西洋紙に作りたい作品の画を描く（フリーハンドでかまわない．工程Ⅲ「下絵を描く」を参照）． ③ **作品の展開図を描き型紙を作る．** 　描かれた完成図から作品を構成する部分を展開図にする（図27）． 　展開図を厚紙に写し型紙を作る（図28）． ④ **作業工程を決める．** ⑤ **材料・道具を用意する．**

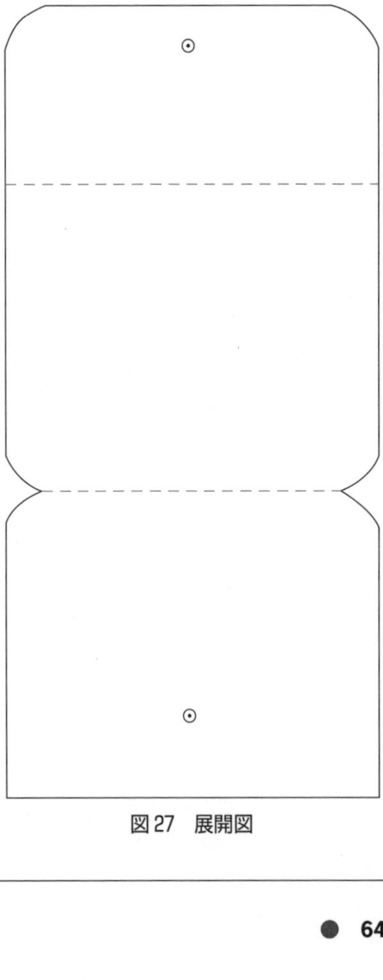

図27　展開図 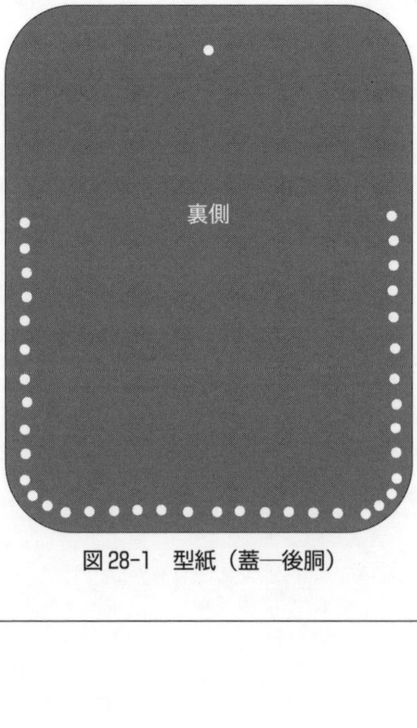　　　　　図28-1　型紙（蓋―後胴）

● 革細工 ●

治療的観点，作業の工夫と段階づけ

■**工程の省略**：革細工を開始する際には，まず「何を作品として作るか？」を考える必要があるが，初めて革細工に導入する場合や意志決定に躊躇する症状を呈している場合等は省略する．革細工の作品の大きさは様々に設定できる．小さいものであれば小銭入れ，ペンケースやポケットティッシュ入れ等があるし，大きいものであれば鞄，マガジンラックやクッションカバー等がある．また，札入れや定期ケースの出来合いのパーツや金具と組み合わせることも可能である．また，作品をどこで使用するのかによっても大きさが異なってくる．例えば，小銭入れを背広のポケットにしまうのか，買い物籠に入れて持ち歩くのか等々によって形や大きさを変える必要がある．この工程を省略する時は，以上の事を対象者の立場で考え，作品が完成した時に対象者に有意義なものとする必要がある．

■**工程の省略方法**：モデル作品の展開図を呈示し，作品を作り上げていく工程や時間を説明する．理解する能力が低下している場合や高次脳機能障害で先の見通しがきかない症状を呈する場合は，各工程毎にも説明する．

■**展開図**：本章で紹介する小銭入れは，前胴，後胴，蓋の各部分から構成される．展開図を描いたり型紙を作る場合は，前胴，後胴，蓋の各部分をどのように繋ぎ合わせるかを考える必要がある．部分の数が多くなれば「縫う・かがる」工程が多くなる．本章では，後胴と蓋を繋げ，前胴と後胴をかがるのみとした（図28参照）．

■**工程分析**：作品完成までの作業工程を分析し，各工程で使う道具や材料を整理し工程企画を立てる．この時，各工程に必要な時間を設定する．

■**道具・材料の管理**：作業療法室の設備・備品・消耗品は定期的に管理され，必要な道具は整備され材料が収納庫に揃っている．しかし，多用される場合は，道具が傷んでいたり（刃の摩耗やネジの緩み等）材料の補充が間に合わないこともある．材料の調達については，買い物という作業活動に展開し，活動・参加の機会とすることもできる（「木工」p.31参照）．道具・材料を収納するスペースは対象者の身体的作業空間を配慮して配置する．扱い方によっては危険と思われる道具・材料は，安全に手が届き運ぶことができる位置に収納するか，作業療法士が準備する．

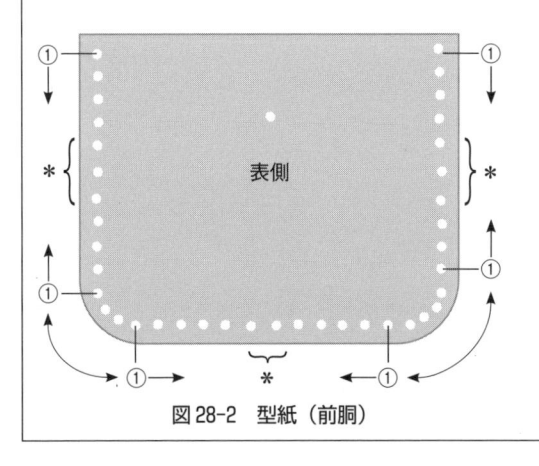

型紙の穴あけ（Ⅶ-❷で行う場合も同様）
・前胴は表から，後胴は裏からあける（かがる時にひっかかりが少ない）．
・順番は，①からあけ，→の方向に3連で印をつけ，穴をあける．中央の＊の部分で間隔を調整する．最後に，←→の角のアール部分をあける．

図28-2　型紙（前胴）

● 革 細 工 ●

工程	使用道具・材料	作業工程・キーポイント
Ⅱ 作品に必要な大きさの革を用意する	牛革 革包丁（または 　カッターナイフ） 曲尺 定規 鉄筆 ビニール板 厚紙（型紙）	⑥ **革を広げる．** 作業台・机にビニール板をのせ，その上に革を広げる． ⑦ **革に切り取るための印をつける．** 作品に応じた大きさに切り取るために，定規と鉄筆を用いて革に印をつける（線をひく）． ⑧ **革包丁で切る．** 印と印を結ぶように革包丁で切る．または，線上をなぞるように切る（p.53，図4参照）． ※切り取る辺に曲尺をあてても良いが，曲尺に汚れがないことを確認すること．また，型紙をあてて切る方法もあるが，革包丁で紙を切ってしまうことがある．何度か繰り返すうちに型紙の原型が崩れてしまう． ※革を押さえている手を切らないように注意すること．使用法の習熟のために，何度か端革で裁断の練習をすると良い．

● 革細工 ●

治療的観点，作業の工夫と段階づけ

■**工程の省略**：対象者が革包丁の使用に習熟していなかったり，振戦があるなど革包丁の使用に危険性がある場合，グループ指導などで同じ作品を一度に多数作る場合，頻回に同作品の製作が選ばれることが多い場合等．

■**道具と後の作業工程の転換**：革切り鋏で粗裁ちする．その後，工程Ⅵの染色が終わった後に整形する方法や，Ⅶ-❸で縁の全周をギンレースでかがり切断した面を隠す仕上げ方法（フローレンスステッチ）にする．

■**工程の省略方法**：セラピストが前もって数作品分の革を切り取って準備しておく．または，切り革や材料キットを材料店で購入する（費用効率は割高となる）．

■**革包丁操作への援助**：革包丁の刃は，鉋身（刃）と同じく一側面にあるシングルエッジである．エッジの対側面を革面に垂直にあてて切るが，刃が切る方向の右や左に傾いてしまうことがある．その時は，曲尺のほかに金属製定規や10 mm角程度の金属棒をガイドバーとして革の上にのせ補助すると初心者は切りやすい．

■**作業肢位へのサポート**：革の切り出し作業姿勢は，作業面の広さのため立位で体幹を前屈させ，利き手で革包丁を把持し非利き手で革を押さえるという作業となる（p.53，図4参照）．一般的に，立位姿勢で行うが，立位バランスの不安定な場合は立位保持へのサポートが必要となる．半裁を粗裁ちして小分けし，座位での机上作業にする作業肢位の転換という方法もある．

■**作業工程⑦の段階づけ**：対象者が展開図をイメージできないなどこの工程を遂行できない場合は，厚紙（型紙）を革の上にのせ印をつける簡便な方法やセラピストが前もって印付けておく方法などで対応する．

■**視力低下への配慮**：切り取りのための印や線は圧迫痕であるため，視力の低下した人は見分けにくい．室内の照明度・採光に配慮する．線や印に見分けやすい色を塗る方法もあるが，後の染色工程で妨げとなる可能性を念頭におくこと．染色時に使用する色で印付けし印部分を隠したり，印付けした色を図柄に生かすなどの工夫が必要となる．

■**片手作業への工夫**：作業工程⑦では，型紙をピンや重しで固定し，健側手で鉄筆を操作する方法や第三者（付添者，治療者，他患）との共同で行う方法（二人三脚法：定規や型紙を押さえるひとと鉄筆で印付けするひとに分担して実施する）などがある．
作業工程⑧では，広げた革を柔らかい布で覆ってから当て木したクランプで押さえたり重しをのせるなどして固定し，片手で実施する方法がある．

■**義手の操作**：能動フックの把持練習．鉄筆の柄は金属棒であるが，表面を磨いただけのもと網状に凹凸を刻んだものがある．フックの開閉力に合わせて選択したり，ビニールシートを巻いて滑り止めとしたりして段階づける．また，ビニールシートは柄の太さを調整するためにも使える．また，手先器具にとりつけられるアタッチメントを革包丁の柄につけて革を切る作業では，義手のソケットと断端部を引き離すような牽引力として働く．義手の張力安定性を向上させる目的とすることができる．

■**末梢神経損傷**：作業工程⑧の革包丁の柄の把持では，回復段階とくに筋力回復の状態に合わせた援助が必要になる．握力が不十分な時は，手甲側から弾力包帯や革ハーネスで巻き手掌に柄を握らせる方法をとる．

● 革 細 工 ●

工程	使用道具・材料	作業工程・キーポイント
Ⅲ 下絵（図柄）を描く	紙 鉛筆 色鉛筆 パステル 　等の描画道具と材料	⑨　下絵を描く 　スタンピング法を用いるにせよカービング法を用いるにせよ，下絵を描く手順は必要である． 　スタンピング法では，幾何学模様の組み合わせパターンによる描画と類似した技術が必要となるし，カービング法で求められる絵では輪郭をデフォルメした描画技術が必要となる． 　ここでは作業分析を省略するので，描画・絵画および彫刻（レリーフィング）等の作業分析を参考にしてほしい． 　しかし，幾つか下絵の色彩パターンを描くことにより完成した革作品のイメージが強まるであろうし，染色に用いる色の選択における迷いも軽減されるであろう． 　一般的には，数多く用いられる作品の下絵を準備しそれを複写して用いることが簡便である．また，市販の手引書から適切な大きさの図柄を用いることも多い．下絵は一度作成すると，同じ図柄の作品を作る時に何度も繰り返して使える． 　選ばれることの多い図柄は，彩色の異なる幾つかの完成品の写真と共にクリアブック等に綴じておくと良い．革細工導入時にこれを提示することにより，対象者の選択する機会とする方法もある．

● 革 細 工 ●

刻印の組み合わせパターンの段階づけの例（上が簡単で下が難しい）

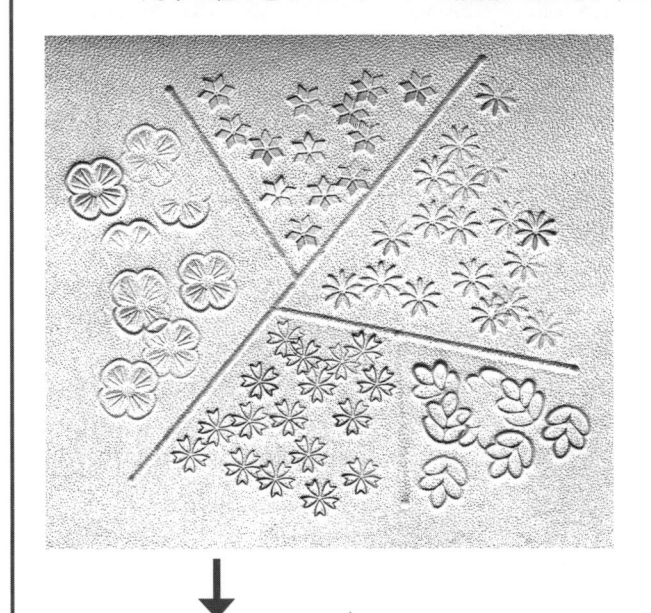

刻印の間隔や向き，重なりにこだわらず自由に打刻する

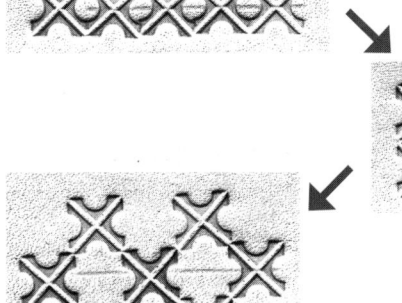

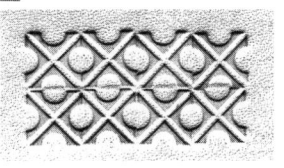

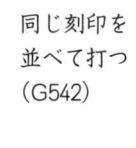

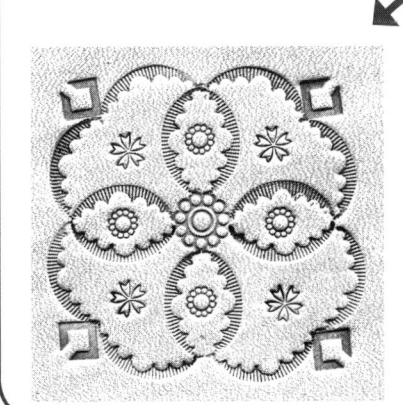

同じ刻印を並べて打つ（G542）

違う刻印を組み合わせて打つ

● 革 細 工 ●

工程	使用道具・材料	作業工程・キーポイント
IV 下絵を写す IV-❶ 下絵↓トレース用紙	下絵 トレース用紙 マジックペン （もしくは 　鉛筆か 　ボールペン） 鋏（もしくは 　カッターナイフ） 固定用道具： 　ピンチ・ 　画鋲・ 　ピン・ 　セロテープ・ 　両面テープ等	⑩　作業台・机に下絵を置く（固定する）． 　※固定する必要があるが，作業台・机にピンを刺したりテープを貼ることができない場合はビニール板等を敷いてから行う． ⑪　トレース用紙を下絵の大きさに合わせて切る． 　※小銭入れのようにA4やB4サイズでは大きすぎる場合は，作業がしやすい程度の大きさに鋏で切り取った方が良いであろう． ⑫　下絵の上にトレース用紙をのせる（固定する）． 　※⑩と同様の配慮をする．また，トレース用紙の裏表に注意する． ⑬　図柄で使われている刻印の位置や間隔をマジックペンでなぞり，写す． ⑭　トレース用紙・下絵を外す
IV-❷ トレース用紙↓革	トレース用紙 鉄筆 ボール 水刷毛（もしくは 　スポンジ） 固定用道具：❶と同じ	⑮　作業台・机に革を固定する． 　※⑩と同じ配慮をする．ただ，四隅をすべて固定しないこと．複雑な絵柄の場合，作業の途中で，時々トレース用紙をめくり図柄の輪郭の写し忘れがないかを確認する必要がある． ⑯　革を水で濡らす． 　※水は水道水でも良いが，カルキが強い地域は浄水装置を用いる等の配慮をする．刷毛は一・二度絞った後，毛に十分水を含ませて革全体をまんべんなくしっとりするくらいに濡らす． ⑰　革の上にトレース用紙をのせ，固定する． ⑱　図柄のアウトラインを鉄筆でなぞり革に図柄の輪郭を写す． ⑲　トレース用紙・革を外す．

● 革細工 ●

治療的観点，作業の工夫と段階づけ

■**工程Ⅳ-❶の省略**：対象者が多いグループ指導などで同じ作品を一度に多数作る場合や，頻回に同作品の製作が選ばれることが多い場合で，治療目的がⅣ-❷で達せられる時．また，簡単なスタンピング法による場合で下絵を描く必要がない時．

■**省略方法**：❶では複写機を用いてトレース用紙に転写し省略する方法，❷では定規と鉄筆を用いて直接革に刻印棒を打つ位置の印をつける方法や，作業に習熟すればイメージした図柄パターンをフリーハンドで刻印する方法などがある（p.69参照）．

■**作業肢位**：この作業は，座位姿勢で行うことが多いが立位や臥位でも可能であるし，作業面に傾斜をつけたり，車椅子テーブル上で行うことも可能である．ただし，使用する道具と材料の数によっては作業面の広さに配慮すること．
また，作業時間が長時間に及ぶ場合は座位耐久性や姿勢のアライメントの崩れが身体にどの程度の影響を及ぼすかも配慮すること．

■**筋萎縮性側索硬化症**：マジックペンや鉄筆の把持が困難な程度に進行してきたら，把持を支持する自助具・補装具の使用を考える．補装具は装着方法の指導も行いできるだけ自力で作業活動に従事するように場面設定する．マジックペンはさほど筆圧を必要としないが，鉄筆でなぞる工程は筆圧によって痕跡の濃淡が異なってくる．質の柔らかな革を用いたり，なぞる工程を数回繰り返す方法などがある．ただし，なぞる工程を繰り返す場合は痕跡が重複することや写し忘れの可能性が増えることを念頭において実施する．

■**関節リウマチ**：椅子の高さと作業台の高さを調節し，作業面に傾斜を設ける．患者の頸椎環軸関節に病変があり頸椎カラーを装着している場合は，作業が長時間に及ばないように配慮する．場合によっては短い時間の数回に分けて実施しても良い．時間の調節は，他の作業活動と同様に，導入した作業活動後の身体や日常生活への影響を情報収集して行う．手指の変形や筋力低下などによる手指機能の低下に応じて，ペンや鉄筆の柄を太くし把持しやすくする．作業工程⑬や⑱の線を描く動作や⑯の水刷毛で革を濡らす動作を行う時は関節保護に配慮して指導する（手関節の尺側変位を強制する力を加えない）．水刷毛を把持できないようであれば，手指の皮膚が水に接触する機会が増えることや皮脂が革に移らぬように留意した上で，スポンジで革を濡らす方法に替える（この手法は，以降の工程Ⅴの㉓，Ⅵの㉚でも同様である）．

●以降の水を使用する作業工程でも同様であるが，作業台や作業療法室内への水こぼしに注意する．水こぼしがあった場合は，すぐに拭き取り，他の作業への影響や室内移動への影響（例えば，水の床で滑っての転倒）を排除する．ボールの代用に底面が広く安定した容器を用いても良い．また，ボールが作業台上で滑るのを防止するために，滑り止めマットや濡れ布巾を敷く等の配慮をする．

■**書字訓練への応用**：作業工程⑱では，筆圧が低い場合でも革にトレース痕が残るので書字訓練の一部として応用できるが，トレース痕が薄い場合は曲部等の目印となる部分に点刻（点痕）を加えると良い．脳卒中片麻痺の患側手や切断者の義手の操作性の向上を図る場合は，運筆の練習と同様に直線の多い簡単な図柄から始め，曲線のある複雑な図柄へと段階づける．鉄筆やペンへの工夫は工程Ⅱの⑦と同様にする．

● 革 細 工 ●

工程	使用道具・材料	作業工程・キーポイント
Ⅴ 模様を刻印する	木槌 刻印棒 　（スタンプバー） 　各種 刻印棒立て 鉄筆 定規 ゴム板（もしくは 　大理石板） フェルト布 　（下敷き） ボール 水刷毛（もしくは 　スポンジ）	⑳　作業台・机にフェルト布を敷きゴム板（大理石板）を置く． ㉑　図柄に必要な刻印棒を作業台・机に用意する． ㉒　ゴム板（大理石板）の上に革をのせる． ㉓　革を水で濡らす． 　この作業工程は，Ⅳ-❷の作業から時間がたってしまい革が乾いている場合やこの作業を数回に分けて行う場合，作業が長時間に及ぶ場合，室内の湿度が低い季節などに，革の湿り具合を確認した上で行う． ㉔　図柄に必要な刻印棒を選択する． ㉕　刻印棒を革面に垂直に立て固定する． 　※刻印棒を持つ手が革に触れ手の皮脂が革に移らぬように注意する． ㉖　**木槌で刻印棒を打つ**（p.59，図17参照）． ㉗　図柄に合わせ刻印棒を何度か交換して㉔から㉖を繰り返す． 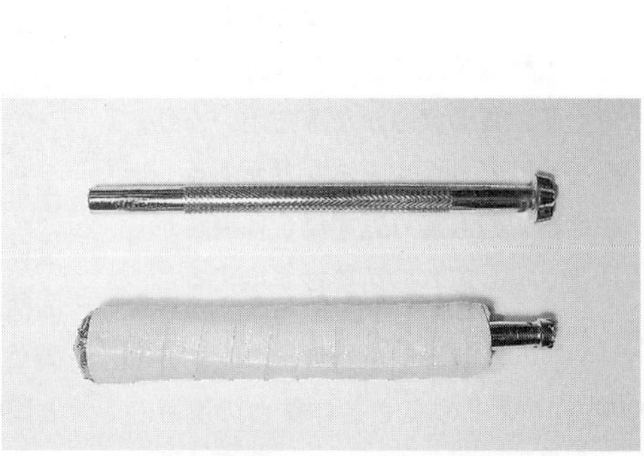

図29　柄の太さの調整（ギンレースを巻いて滑りにくくしてある）

● 革細工 ●

治療的観点，作業の工夫と段階づけ

■**作業肢位**：この作業は，座位もしくは立位で行うことができるが，臥位では難しい．

■**作業設定**：作業療法室での実施では，作業療法士が使用道具・材料を作業台にあらかじめセットして開始するか，対象者自身で使用道具を収納した棚等から作業台に道具を運搬し準備することから開始するかは，対象者の心身機能・身体構造，活動，参加のレベルに応じて段階づけする．

また，道具や材料のもつ性質にも配慮する．例えば，運搬する作業に関して，大理石板はゴム板より感触がツルツルとして滑りやすいし重量が大きいことに留意すべきであるし，ボールに水を汲んで運搬する時は，作業療法室内の設備配置や作業に要する動線などの物理的環境に留意すべきである．

病棟や病室で実施する場合は打刻音が他患に迷惑とならないかを検討しておくこと．特に，大理石板はゴム板より硬いため打刻力が弱くても刻印しやすい道具であるが，打刻により発生する音は高い．

■**心理的配慮**：濡らした革への刻印は，白い紙・布に絵を描き始める場合と似ている．一度革に刻印すると訂正ができないため，初めての時は躊躇する場合がある．対象者の心理的状況に応じ，端革に打つ練習をさせて革に刻まれる模様を経験させることも一方法である．

また，刻印棒の模様は，打つと凹凸が逆に印影されるため仕上がりがイメージしにくい場合は，印影見本（p.60，図18参照）を提示すると良い．この見本に加えて，同じ刻印棒を軽く打った印影，適切な印影，強く打ちすぎた印影の例を用意しても良い．

■**義手の操作**：義手の能動フックで刻印棒を把持する時は，木槌による打刻力によりフックで把持した刻印棒がズレることがないかを確認する．刻印棒については，工程Ⅱの⑦の鉄筆と同様に滑り止めや柄の太さの調整などの配慮をする（図29）．また，作業用手先具に木槌を固定し，義手で木槌をふるう作業とする方法もある．

■**脳卒中片麻痺**：座位姿勢に留意しつつ麻痺上肢・手の回復段階に対応した設定が必要となる．廃用手であれば，作業場面に麻痺上肢を置きつつ，非麻痺上肢一側で作業するために，刻印棒を固定する自助具や木槌をふるう自助具（力源は非麻痺側下肢や電動を利用）が必要となるし，第三者との共同作業とする方法がある．

■**関節リウマチ**：作業姿勢と作業時間への配慮は工程Ⅳと同じである．木槌をふるう際の動作が関節変形を強調しないか，運動時に軋音がないか，痛みや関節の腫脹が増強しないか，作業終了後も痛みが続くことはないか等の心身への影響を検討して導入する必要がある．場合によっては，関節に無理な力が加わらぬように関節保護法に基づいた動作法を指導したり，スプリントで加重から保護する．

■**筋萎縮性側索硬化症**：刻印棒の把持は，箸，鉛筆やモデラの把持より簡単な拇指と示指，中指（および環指）の対立位での把持である．一般的に上肢遠位筋萎縮が先行する本疾患の場合，巧緻性の劣化や筋力低下を遅らせる目的で実施するが，疲労や耐久性に考慮する．機能低下が進行してきたら，把持を支持する自助具の使用や手助けなどの方法を考える．また，刻印法以外の革細工技法（蠟纈染めやヤンピを使うモデリングなど）への転換も配慮する．ただし，機能低下に伴う生活圏の狭小化や作業への参加が少なくなる対象者の精神的サポートも重要である．

● 革 細 工 ●

工程	使用道具・材料	作業工程・キーポイント
VI 染色する	新聞紙 ボール 水刷毛（もしくはスポンジ） 染料 小皿 　（絵皿・菊皿） 染色用刷毛・筆 　（各種） 防染（仕上げ）剤 防染剤用刷毛 防染剤用皿 タンポ 指サック 　（使い捨てビニール手袋）	㉘　**作業台・机に新聞紙などの下敷きを敷き革を置く.** 　　※固定する必要がある場合は，Ⅳ-❶の⑩と同じ配慮をする. ㉙　**染料を小皿に入れ，適度な濃度に調合する.** 　　※染料の濃さは，端革などの切れ端に試し染めして調節する. ㉚　**水刷毛で革を湿らせる.** ㉛　**染色用刷毛で色さし染めする.** 　　※筆・刷毛や絵具皿は使用する色数によって数本用意する．ボールも革を湿らせるものや水性染料を薄める水を入れるものと刷毛を洗うものを分けるようにする．水用，染色用（各色），防染剤用毎に各道具に印をつけて保存管理しておくと分かりやすい. ㉜　**タンポでふき染めする**（p.59, 図15参照）. 　　※㉛の染色により革が湿りすぎた場合は，紙（古新聞紙は安価で破棄も簡便であるが，インクが革に移らぬように注意する）や古タオルで水気をとるか乾燥時間をおいて行う. 　　※㉛と㉜で用いる色彩は，補色（赤と青緑，黄と菫など）を用いたり，同系色（赤と朱や紅など）を用いたりと見やすさや見栄えなどを考えて工夫する. 　　※革が濡れている時と乾燥した時の色合いは異なる．乾燥した時に，当初イメージした色合いと違う場合は，作業工程㉘から㉜を再度行い，色を重ねて良い. 　　※染色済みの牛レースを用いず，生成（無染）の牛レースを用いる場合は，この工程Ⅵで染色を済ませておく. ㉝　**革を自然乾燥させた後，防染剤を塗る.** 　　※この作業工程をⅦ-❹の㊾で行う方法もある.

● 革細工 ●

治療的観点，作業の工夫と段階づけ

■**作業肢位**：この作業は，座位や立位，臥位で行うことができる．臥位での作業では刷毛等からの水垂れに留意すること．

■**片手作業への工夫**：作業工程㉙では，染料は大瓶ではなく，小分けした小さな瓶に用意し，瓶の蓋外しも片手動作で実施する（片手による蓋外し方法は，日常生活動作関連の教科書を参照）．
作業工程㉝の防染剤の容器は，長時間使用していないと防染剤が容器と蓋の間で固まり開けにくくなっている場合があるので，作業開始前に軽く開けることができるかどうかの確認をしておくこと．

■**作業環境の設定**：揮発性の染料（特にスプレー式）を使用する際は，作業療法室の換気を十分に行う．また，対象者や同時間帯に作業療法室にいる他患の呼吸器機能に問題があるか否かも検討しておくこと．

■**道具・材料の配慮**：革細工を多用するのであれば，色さし染めとふき染めを組み合わせた染色見本や他の染色法による見本を用意して提示する．
革用染料はひとの皮膚も染めてしまうので，ふき染めの際は手袋や指サックで皮膚を覆い保護したり，タンポに柄をつけて皮膚と染料が接触しないように配慮する．皮膚が敏感な場合，発赤や発疹を起こすこともある．

■**関節リウマチ**：刷毛やタンポを使用する際は，関節変形を強調したり炎症や痛みを起こすような重労作でなくとも工程Ⅳと同じく関節保護を念頭においた動作指導を行う．

■**脊髄小脳変性症**：振戦や測定障害などの症状が強調されているようであれば，作業工程㉛のような細かな色さし染め法を刷毛引き染め法に変える．染料や水を入れる容器は広口で底も広い安定性の高い物にする．運動失調へのアプローチのために重量負荷したい場合は，使用する道具である刷毛の柄に金属を加えても加重量が限られるため，前腕遠位部への重錘負荷の方がしやすい．

■**脊髄損傷**：上肢の把持機能が低下し水刷毛，染色用刷毛・筆やタンポを把持できない場合は，工程Ⅳの筋萎縮性側索硬化症患者への援助と同様に把持を支持する自助具・補装具の使用を考える．柄付きのタンポが使用しやすい（p.59，図15参照）．ところで，作業工程㉛や㉜では染料を塗り終えて湿ったままの革に手を置くと触れた皮膚に染料が移ってしまう．これを防ぐためには，BFO（balanced forearm orthosis），スプリングバランサーやヘルプアーム（サスペンションスリング，オーバーヘッドフレーム）などの腕保持用機器を用いると良い（「陶芸」p.109参照）．

■**脳卒中片麻痺**：分離運動が発現してくる時期に作業工程㉚㉛で刷毛を操作する動作を行う際は，麻痺側と対になる手前の端から麻痺側の向こう端へと対角線の方向へ刷毛を動かす（屈筋ならびに伸筋共同運動からの分離を促す）ように指導する．分離運動がさらに回復してくる時期には，正しい染色手法である刷毛を回すように塗る方法に近づけるように指導する．この時に，早く回そうとすると共同運動の影響が出やすいので，初期はゆっくりとした回転運動で実施させる．ただし，㉛で刷毛を革の上でゆっくりと動かす場合，刷毛を始めに置いた部分に染料がたくさん染み込んでしまい塗り上がりがむらになる．これを防ぐためには㉚で革を湿らせる時に水分を多めに含ませたり，染料の濃度を薄目にしておき何度も塗り重ねる方法をとると良い．また，作業工程㉜でタンポを操作する時にも同様な配慮をすること．

● 革 細 工 ●

工程		使用道具・材料	作業工程・キーポイント
Ⅶ 仕立て・仕上げ	Ⅶ-❶ 裏張りをする	新聞紙 ガラス板 （もしくは 　ローラー） ゴム糊（もしくは 　合成ゴム系 　接着剤） ゴム糊用刷毛 アメ豚 革切り鋏 （もしくは 　革包丁， 　カッターナイフ） へりみがき トコカラー	※裏張りをせず，トコカラー等でトコ（肉）面の毛羽立ちをおさえる方法や逆にサンドペーパーでこすり起毛（バッフィング）する方法もある． ㉞ **作品の革よりやや大きめ（5mm程度）にアメ豚を革切り鋏で切り取る．** ㉟ **作業台・机に新聞紙を下敷きとして敷く．** ※固定する必要がある場合は，Ⅳ-❶の⑩と同じ配慮をする． ㊱ **革の裏とアメ豚の裏に，ゴム糊を薄くまんべんなく塗りのばす．** ※接着面に汚れや塵が付着していると接着力が弱まるので，きれいにしておくこと． ㊲ **革とアメ豚を貼り合わせ，ガラス板で圧着する**（p.61，図22参照）． ※前胴部に立体的な丸みをつけたい場合は，ガラス板でアメ豚側をやや強めにこするように圧着する． ㊳ **貼り終わり接着剤が乾いたら，革包丁で裁型する．** ※打刻作業等で革が変形していない時は，革切り鋏で余分なアメ豚を切り落とすこともできる． ㊴ **切断面を仕立てる．** ※切断面にトコカラーを塗り，へりみがきでみがき滑らかにする（p.62，図24参照）．みがく前にふき染めした染料と同色に染めたり似た色のトコカラーを用いる場合もある．

治療的観点，作業の工夫と段階づけ

■**作業環境の設定**：揮発性のゴム糊を使うので，工程Ⅵと同様の配慮をする．問題がある場合は，㉞から㊳の作業工程を，アメ豚を貼らずにトコ面にトコカラーを塗り毛羽立ちをおさえる工程に変更する方法や作業療法士が代行する方法に替える．

■**道具の工夫**：左手で鋏を使用する場合で左用革切り鋏を準備できない時は，革包丁やカッターナイフで切り取っても良い．

■**作業肢位**：作業工程㊳は，立位の方がしやすい場合があるかも知れない．立位バランスに注意して指導すること．他の作業工程は座位でも行うことができる．

■**片手作業への工夫**：両手動作が必要となる作業工程では，対象者の能力に応じた介助をするか，片手動作で実施可能とさせる工夫が必要である．
例えば，作業工程㊴では，みがきをかける端の部分5mm程（へりみがきの凹部の深さ位）を作業机の外に張り出してクランプで作業机端に固定し，片手動作で実施できるようにすると良い．この時，革にクランプの圧迫痕がつかぬように，革を柔らかい布で覆った後，押さえる力が分散するように添え木をあてる．

■**関節リウマチ**：他の作業工程と同様に関節保護を念頭において動作指導を行う．特に作業工程㊱で使用するゴム糊は，水刷毛による水や刷り込み刷毛による染料の塗布よりも塗る力を必要とする．ゴム糊の粘性は溶剤の蒸散と共に粘りが強くなるので，溶剤の蒸散を防ぐために小さな容器に小分けして使ったり，新しいゴム糊を使う等の配慮をすること．
作業工程㊲の圧着作業では，ガラス板の細い側面に手掌をあて力を入れて押しみがく動作となる．立体的な部分を形作る作業では，さらに大きな力を加える必要があるために押しつける力は一層大きくなる．Basmajian J.V.（1975）によれば，肩屈曲力と肘伸展力の合力の多くは，前腕部では尺骨から前腕骨間膜そして橈骨遠位端から手根骨近位列へ伝達され手掌に作用する．この際，手関節の構造上，尺側偏位を強制する方向に力が働いてしまう．関節保護のためには，力を二つに分散させるために両手で作業する方法やスプリントで関節を固定し伝達する力をスプリントで支持する方法などがある．
作業工程㊳では，革とアメ豚を貼り合わせてからの切断にはより強い力を必要とする．先に革を裁型しておき，この工程ではアメ豚のみの切断とする工夫や尺側偏位を強制する革包丁の代わりに革切り鋏を用いる方法などに替えるのが良い．

● 革細工 ●

工程	使用道具・材料	作業工程・キーポイント
VII 仕立て・仕上げ VII-❷ かがり穴をあける	ディバイダー ハトメ抜き 3連ハトメ抜き ゴム板 フェルト 木槌	㊵ **ディバイダーで前胴の革の縁から内側に（5mm程度）にレーシングの印をつける**（p.55, 図9参照）. ※ディバイダーで印をつける時は，力を入れすぎると染色した部分を白く削りとってしまうから，軽く跡が残る程度とする. ㊶ **ハトメ抜きで穴をあける**（p.59, 図16参照）. ※直線の部分を穴あけする時は，始めにコーナー部をハトメ抜きであけ，その後コーナーの両側から3連ハトメ抜きで同数の穴をあけ，中央部で穴と穴の間隔を調整する．曲線部は，3連ハトメ抜きで穴と穴との間隔の印をつけハトメ抜きでひとつひとつあけていく（p.65, 図28参照）. ㊷ **前胴にあけた穴の位置を後胴に写し，㊶と同様に後胴にかがり穴をあける.** ※前胴と後胴を重ね，あけた穴をひとつひとつハトメ抜きで印付けする．重ねた前胴と後胴がずれるようであれば，紙挟みやバインダーで固定する．その後，後胴に穴あけする．前胴と後胴を二枚重ねして穴あけする方法もあるが，ハトメ抜きの刃は，遠位部から近位部へ徐々に太くなっているので，勧められない.

● 革 細 工 ●

治療的観点，作業の工夫と段階づけ

■**作業工程㊵の工夫**：他にディバイダーを用いず3本目打ちの刃先の間隔を利用して印をつける方法や型紙にあらかじめレーシング用の穴をあけ印を写しておく簡便な方法もある．ディバイダーの調節ネジを回転する力が足りない時や巧緻性に不足する時は，ラジオペンチ（模型工作用の軽いもの）等を使って回させるか，作業療法士が必要な幅にセットしておいても良い．

■**作業工程㊶の片手動作への工夫**：工程Ⅴ（脳卒中片麻痺）の応用以外に，片手で穴あけできるスクリューポンチを利用する方法やハトメパンチを用いる方法がある（p.61，図20参照）．ハトメパンチを用いる時は，革を固定する．ハトメ抜きを打つ時に発生する音をさけるために，ハトメパンチを用いる場合もあるが，革の厚さによっては一定の強さの握力が必要となる．

■**次工程の段階づけ**：次の工程Ⅶ-❸を段階づけるために，ハトメ抜きの替わりに平目打ちを用いて穴あけし，レースを穴を通す時の抵抗力を増す方法や，菱目打ちや目打ちで穴をあけ手縫いする方法に変更することもできる．

その他，作業工程㊶の治療的観点，作業の工夫と段階づけは，工程Ⅴを応用すること．

● 革 細 工 ●

工程	使用道具・材料	作業工程・キーポイント
Ⅶ 仕立て・仕上げ Ⅶ-❸ レーシング（巻きかがり）をする	ゴム板 牛レース レース針 木工用ボンド 革スキ 革包丁 木槌	㊸ **レース針に牛レースを留める．** ※染色済みの牛レースを用いず，生成（無染）の牛レースを用いる場合は，工程Ⅵで染色を済ませておく． ㊹ **巻きかがりをする．** ※針は（ハトメ抜きで）穴あけした側から通すと，穴のヘリに引っかかりにくく通しやすい（p.65，図28参照）．かがりを作品の全周に行う場合は，直線部の適当な途中部分から始める．この作品のようにコーナーから始める場合や力の加わるクチの部分は二度かがりする．二度かがりで重なるレースの尻の部分は針に留めた部分と同様にトコ面側をうすくすき，厚くならないようにする（p.63，図25参照）．かがり始めは，木工用ボンドを薄く塗り，二度かがり部分で貼り付ける方法と，かがり進む穴の2つ3つ先から前胴と後胴の間に挟みこむように巻きかがる方法がある． ㊺ **木槌で軽く裏表を叩き馴染ませる．**

● 革 細 工 ●

治療的観点，作業の工夫と段階づけ

■**作業肢位**：主要な作業工程である㊹は，座位姿勢で行うことが多いが立位や臥位でも可能であるし，作業面に傾斜をつけたり，車椅子テーブルで行うことも可能である．他の作業は，臥位での実施は難しい．
作品の大きさによってレーシングに要する時間が増える場合は数回に分けて行う．

■**片手作業への工夫**：かがる部分を机から少し出し（p.62, 図24参照），Ⅳ-❷の⑮の革を固定する方法を応用したり，手縫い固定器を用いる．

■**筋萎縮性側索硬化症**：細かな作業が多い作業工程㊸が遠位筋萎縮の進行により困難となっても，㊹は自助具・補装具の使用により可能な場合がある．㊸は作業療法士があらかじめ準備しておき，この工程を省くのも良い．針の把持への援助は，柄付きマグネットや切手整理用ピンセットなどを用いた自助具・補装具を工夫すると良い．しかし，コーナーやクチの部分等の二度かがりやかがり終わりには援助が必要となるかもしれない．

■**関節リウマチ**：症状の進行によって筋萎縮性側索硬化症と同じ工夫が必要となるかもしれない．また，長時間にわたり机に屈み込む姿勢は症状に悪影響を与えるので，工程Ⅳで述べたような作業面や作業時間の配慮をすること．

■**その他**：㊸の作業工程やレースを継ぎ足すための「すく」作業は，一定の習熟が必要となる．端レース等で数回練習しておくか，作業療法士が代行し針にレースをセットする方法や，牛レースの端を斜めに切り落として直接穴に通す方法（図30）などを選択しても良い．

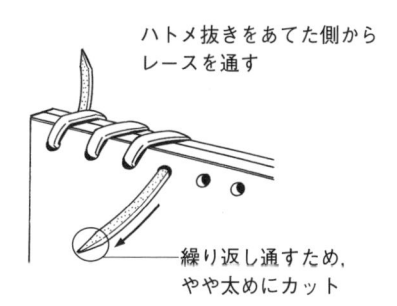

図30　牛レースの巾と穴の大きさを合わせると通しやすい（例：3mm巾のレースに直径3mmの10号のハトメ抜き）

● 革 細 工 ●

工程		使用道具・材料	作業工程・キーポイント
VII 仕立て・仕上げ	VII-❹ 金具をつける	ディバイダー ハトメ抜き ゴム板 フェルト 木槌 打ち台 ホック打ち棒 ホック	㊻ ホックをとりつける位置に印をつける． 　※ホックは蓋と前胴にとりつけるが，位置ズレがないように計算しておく． ㊼ ハトメ抜きで穴をあける． ㊽ ホックをとりつける． ㊾ （仕上げ剤を塗る．） ㊿ 完成

● 革細工 ●

治療的観点，作業の工夫と段階づけ

■**作業工程の省略**：㊻と㊼については，工程Ⅶ-❷の㊵（作業工程の工夫）と同様にあらかじめ型紙にホックをとりつける穴をあけておき，穴の印を写してから，かがり穴をあける時に一緒にあけておく方法もある．

作業工程㊼と㊽の治療的観点，作業の工夫と段階づけは，工程Ⅴを応用すること．

● 革 細 工 ●

参考文献

1) Basmajian J. V.: Grant's Method of Anatomy: by regions, descriptive and deductive, 9th ed asian ed, Williams & Wilkins, Igaku Shoin Ltd., 1975.
2) 中村隆一・斉藤宏, 他：基礎運動学（第6版). 医歯薬出版, 2003.
3) 日本作業療法士協会・編：基礎作業学. 協同医書出版社, 1990.
4) 日本作業療法士協会・編：基礎作業学（改訂第2版). 協同医書出版社, 1999.
5) 日本作業療法士協会・編：作業・その治療的応用（改訂第2版). 協同医書出版社, 2003.
6) 日本作業療法士協会：作業療法専門科目の授業内容, 作業療法, 2(1)：66-90, 1982.
7) 日本作業療法士協会：作業療法白書1985, 作業療法, 4(2), 1985.
8) 日本作業療法士協会：作業療法白書1990, 作業療法, 10(Sup), 1991.
9) 日本作業療法士協会：作業療法白書1995, 作業療法, 15(Sup), 1996.
10) 日本作業療法士協会：作業療法白書2000, 作業療法, 20(Sup), 2001.
11) 日本作業療法士協会：作業療法ガイドライン. 日本作業療法士協会, 2001.
12) 日本作業療法士協会：作業療法士教育の最低基準. 日本作業療法士協会, 2003.
13) 彦坂和子：レザークラフト　基礎科. 講談社, 1980.
14) 彦坂和子：レザークラフト　高等科. 講談社, 1979.
15) 森下雅代：革モノづくり. 美術出版, 2000.

陶芸
〔作品：湯のみ〕

佐藤　浩二
執筆協力：田中　聡
（作業療法士）

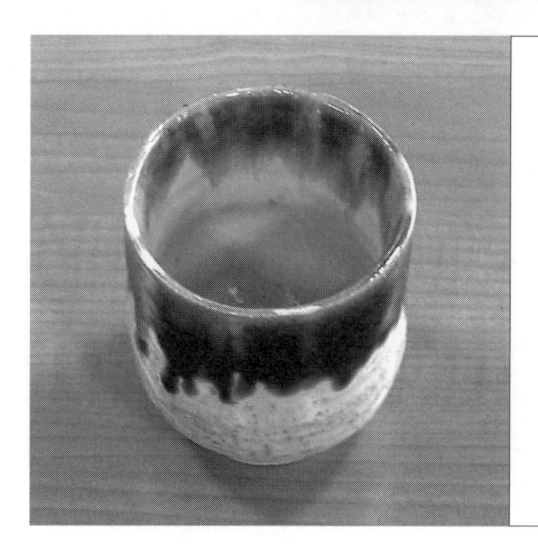

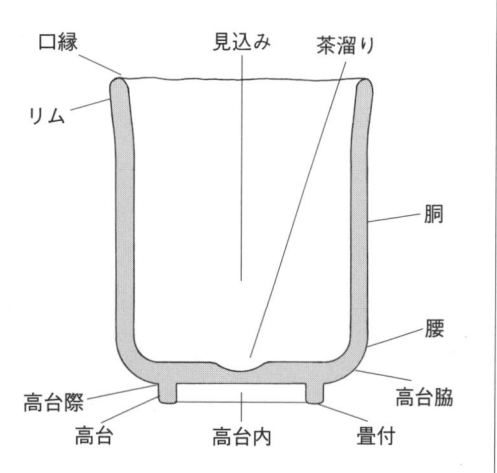

はじめに

　最近，陶芸は高齢者の生きがいづくりの一環としてなのか，市町村や個人が主催する教室が数多く見受けられるようになり，ひそかなブームである．このような背景には，退職後の趣味活動として男性も取り組みやすい性質を帯びているためと思われる．しかし本質的なところでは，土を扱う活動は他の活動とは違い，人類と土との深い縁により，どんなに文明が進んでも人を引きつけてやまない力があるように思えてならない．

　さて，陶芸には陶器と磁器があるが，磁石（磁土）を主原料とする磁器よりも，土（粘土）を主原料とする陶器の方が扱いやすく作業療法として親しみやすい．一般に多くの手工芸では，サイズや直線，角度といった正確さが求められ，図面（設計図）どおりに行わなければ目的とした作品にはならない．しかし作業療法で行う陶芸では，このような正確さは不要であり，見本を参考にしつつも自由な発想で取り組むべき作業と考える．作品の作製に向けては，まず患者は，「何を作ろうか」，「形や色はどのようにしようか」と考え，いくつかの既製品を参考に具体的作業に取り掛かると思われる．しかし多くの場合，決して見本どおりの作品にはならないことを念頭に入れて指導することが肝要である．それは使用する土，釉薬（ゆうやく），焼成温度など，それぞれの工程での様々な要因が関与するからである．これこそが陶芸の醍醐味であり奥深さ

● 陶　芸 ●

でもある．すなわち，なかなか思いどおりにならない中で，出来上がった作品は唯一無二である．愛着を持って使用してもらいたいものである．たとえ，作品が湯のみとして，または皿として使用しづらくても失敗作としてではなく，積極的にその作品を一輪挿し，あるいはミニ盆栽の受け皿，コケ玉の受け皿等として，活用の場を広げる工夫を怠ってはならない．作品を賞賛することが患者の潜在能力を高め，次なる作品製作への意欲を駆り立てる．

　一般に患者は，疾病や障害により無力感を抱いていることが多い．我々は，このような患者が土をこね，想像力を働かせ自分の意思に沿って作品を完成させることは，自己の可能性に目を向ける大きな機会となり，社会的適応能力の効果を数多く経験する．ただ，不慣れな初心者では，作製過程で小さなひび割れや歪みなどがあると，あたかも失敗したという感覚を抱いてしまうことがある．このため，導入時はしっかりとセラピストがサポートし余分な不安感を抱かせないように関わる必要がある．また，製作過程を図で示したり，見本を提示したりすることも不安を取り除く有用な方策である．

　陶芸に作業工程は数多く，かなりの筋力も要求されると思われるかもしれないが，決してそうではない．土練りや窯入れの工程を除けば強い力は必要ない．また，ビーズ細工や組みひも，縫い物や編み物のような巧緻性もそれほど必要なく，視力の弱い患者でも十分取り組むことができる．さらに片手動作でも十分に実施できる種目でもある．

　基本的能力・応用的能力への効果としては次のようなことが挙げられる．作業姿勢は，土練りは立位，ロクロを用いての成形から施釉の工程までは座位で行うのが一般的である．これらの工程では上肢筋力の向上や手指・手関節のROM拡大，立位耐久性の向上が期待できる．また，粗い土からきめ細かい土まで，様々な土の感触をとおして，感覚訓練としても応用できる．さらには，すべての工程において片手動作訓練，利き手交換訓練としても十分に活用できる．このような具体的効果は，『作業―その治療的応用　第2版』（日本作業療法士協会：編集，2003）を参照していただきたい．補足として，高次脳機能障害を有する患者への陶芸活動の経験を以下に紹介する．

1. 構成障害や半側無視のある患者では，不備をすべて修正するのではなく，セラピストがサポートしつつ，多少の歪みやひびが残っても患者の意思を尊重して作品の完成を果たすべきである．興味を持って陶芸に取り組む患者は，製作を重ねることで次第に症状の改善が図れることが多い．
2. 記憶障害の患者では，作業工程をノートに記載し当日の作業をしっかりと確認させながら行うことで，多くの作業工程がある陶芸でも作品の完成まで至る．このような取り組みにより記憶の代償手段としてノートの活用の習慣化が期待できる．

　陶芸は，作業スペースを取り，作業工程も多く取り組みにくい活動として受け止められているかもしれない．しかし，作業スペースは窯の設置を別にすれば，3m四方の空間が確保でき

● 陶　芸 ●

れば可能である．そして何より一度取り組んでみると，意外に親しみやすく，のめり込んでしまいそうになる活動であることに気づくと思う．

● 陶　芸 ●

I　材　料

1　粘土，その種類と特徴

　粘土には信楽・萩・備前・唐津・志野など様々な土地特有のものがある．それぞれの粘土に含まれる原料の割合や内容に違いがあるため，色・手触り・作りやすさ・仕上がりなど実に多種多様で独特な風合いをかもし出す．信楽土は可塑性（粘り気・粘性）が強く加工しやすい．このため，ひび割れもしにくく，初心者でも扱いやすい（粘土の種類による段階づけは「III 工程」p.107 参照）．

代表的な土地で採れる粘土の種類とその特徴

- 萩土：小砂が多く軽い．何度も成形すると形が壊れやすく扱いにくい．可塑性や耐火性がある．
- 唐津土：砂目の土で小石が混じっており可塑性が弱く扱いにくい．焼成時に小石がはじけ穴があくことがあり独特の仕上がりとなる．
- 信楽土：鉄分が少ない（白土）や鉄分の多い（赤土）などがあり，可塑性が強いため初心者でも使いやすい．白土は釉薬そのものの色が出やすい．
- 志野土：珪石が含まれる蛙目質の粘土．可塑性が弱くざっくりした感じが出やすい．かたい金ベラで削るよりも竹や木のヘラで削った方が土そのものの風合いが出る．

粘土の使い方による分類

- 素地として用いる：作品そのものを作る．いわば粘土の普通の使い方．
- 化粧土として用いる：素焼き前・後の素地に施して釉下装飾として使う．目的としては，素地の表面に化学反応の少ない層を作り釉薬を効果的に引き立たせることと，釉薬と作用しあう層を作り色彩効果を高めることがある．原料として天草土・長石・カオリンなどを調合するが，その比率は素地によって変える．素焼き前の半乾きの器にはカオリンを多くし，完全乾燥の器には蠟石（ロウ）を，素焼きの器には長石を多くする（代表的な化粧の作り方は，p.96「化粧」を参照）．
- 釉薬の原料として用いる：黄土などの鉄を豊富に含有する粘土はすぐれた釉薬原料となる．良いものはだいたい1250度で自然に融解して黒っぽい光沢のある釉薬となり効果的な調合材料となる．

可塑性による分類

　可塑性と粘り気は同意語として用いる．可塑性の強いものは初心者でも作りやすい．一方，

● 陶　芸 ●

可塑性の弱いものはひび割れなどしやすいが独特の風合いが楽しめる．

粘土の色による分類

　白や茶，黒など様々な色合いの粘土があり，焼き上がりが白いものは釉薬そのものの色が出やすい．土の色を考慮して施釉することで違った色合いが出る．用いる土と釉薬により，作品の色合いは様々である．このため，どの土にどの釉薬を用いると，どのような色合いとなるか見本を作っておくと良い．

粘土の管理方法

　購入したばかりの粘土は，ほどよく均一な硬さであるためそのまま使用しても支障はない．しかし1ヶ月以上そのまま置いておくと，水分の蒸発や水分の偏りを引き起こし，粘土の硬さが均一でなくなり使いづらくなってしまう．そのため，使う前にしっかりと土練りをする必要がある．

　成形途中に残った粘土は，まだ乾いてなければそのまま元の粘土とあわせて練り直すことで次回も使用可能である．乾燥して硬くなってしまうのを防ぐために，濡れたタオルなどで包んで袋に入れて保存しておくと良い（図1）．

　乾いてしまった粘土も，十分な量の水が入ったバケツの中で完全な泥状にした後，徐々に水分を蒸発させ，頃合をみて練り直して2～3ヶ月寝かせることで再使用が可能である（図2）．

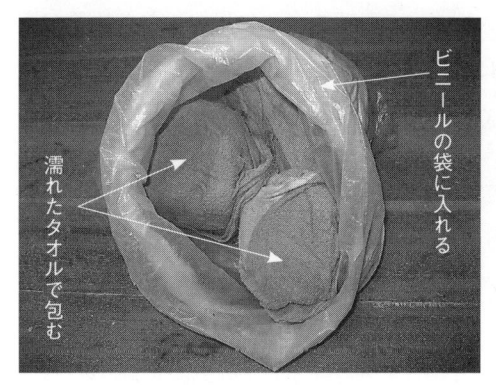

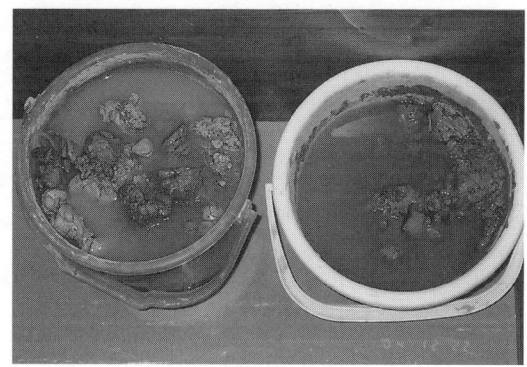

図1　粘土の保存　　　　　　　　　　図2　乾燥した粘土の再使用

- ★いったん完全な泥状にして再利用する場合，少なくとも2～3ヶ月は寝かせないと粘り気が足りず成形途中にひび割れやすい．十分に粘り気を出したい場合は6ヶ月程度寝かせると良い．ただし，いったん素焼きや本焼きをした粘土は再生できない．
- ★一般に同じ種類の粘土をひとまとめに管理するが，違う種類の粘土同士をブレンドすると，また違った風合いとなるため独自の仕上がりを求めることも可能である（詳細はp.90「粘土をブレンドする」を参照）

● 陶　芸 ●

> 土練りは繰り返し行うことで手の熱が粘土に移り，粘土がパサパサになってしまうため，手早く練るなど注意を要す．土練り機を用いる場合も粘土に熱が移りパサパサになってしまうことがある．

粘土の購入

　初心者には専門店での購入を勧める．粘土は重さで購入するが，1キロ単位から購入可能な販売店が多いため，使いやすい粘土が見つかるまでは少々割高だが少量ずつ購入し確かめていくことを勧める．
　★独自にブレンドされている粘土もあり，同じ名前の粘土でも色や粘り，目の細かさ，使いやすさなど専門店ごとに微妙な差があることもある．そのため店員に直接相談することを勧める．

> 粘土の目の細かさを表現する単位に"目"や"メッシュ"というものがあり，一般的に数が大きいほど目は細かい．筆者らは初心者でも扱いやすい"信楽土　特水簸（すいひ）80目"を使うことが多い（水簸：不純物を取り除き目の細かな粘土を作る方法）．

粘土をブレンドする

　粘土を混ぜる時は，耐火性や可塑性などその土の特性を考えて混ぜる．土の風合いを活かした壺や，直接火にかける土鍋などを作る際には耐火性のある粘土を多めに用いるが，粒子が粗く不均等なため水が抜けやすい．湯のみを作る際には細かい粒子の粘土を多く使うと良い．目の細かい粘土は，粒子が揃っており水が抜けにくく，なめらかな仕上がりとなる．

> 粘土を配合する場合，別個に原料を買い求めて粘土に混ぜることで可塑性や発色，耐火性に変化をもたらすことも可能である．また，鉄分の量が釉薬の発色に影響をもたらす．素地に鉄分が多いと釉薬は黒く発色し，鉄分が少ないと釉薬は明るく発色する．以下に代表的な原料を挙げる．
> ・カオリン：粒子が細かいうえに粒が揃っているため，成形する上で水分がなかなか抜けづらい．日本ではよく磁器に使われる．陶土として使われる場合は，耐火性を上げることと，土の色の白さを出すためである．
> ・珪石（石英）：素地や釉薬の主原料となり可塑性がない．手にべとつくような粘土に対して，シャモットと共に除粘材として使用する．
> ・シャモット：粘土の収縮を調整し歪みや亀裂の防止に使う．色の違うものもある．

● 陶　芸 ●

2　釉薬，その種類と特徴

　釉薬は粘土と同様，含まれる原料の種類や割合がそれぞれ違う．色・明るさ・つや・釉薬の肉付き・焼成温度・粘土との相性により発色は実に多種多様で，焼き方（酸化焼成・還元焼成．p.103参照）や素地の違い（素地となる粘土や化粧土），作品の形，掛け方（浸し掛け・流し掛け・吹き掛け・塗り掛け（刷毛で描く）など）によっても微妙な変化を生み出し，様々な表情を見せてくれる．見た目だけではなく，焼き物を丈夫にし汚れや水漏れを防ぐ大事な役割もある．

　筆者らは，むらなく発色しやすい，他の釉薬と合わせやすい，管理がしやすい，といった理由からワラ灰白萩釉や織部釉，そば釉をよく用いる．

原料による分類

　基礎釉と着色材を用いて色のある釉薬が出来上がる．釉薬の原料（基礎釉・着色材）は，粉末状や固形状で市販されている．使用方法については専門店に問い合わせると良い．

1) 基礎釉

　最も基本的なものは無色透明で光沢のある透明釉である．透明釉は灰（木灰・ワラ灰など）と土（代表的なものは長石）からなる．透明釉の変形版として乳濁色や艶消し失透釉などがある．

- 木灰：完全に燃やした樹木の微片を水の中で掻き混ぜながら篩（ふるい）にかけて不純物を取り除き，最終的に沈殿した泥漿状の灰から水分を除いたもの．
- 土　：完全に乾燥させた土・岩を小片に砕き，大量の熱湯の中で浸した後，篩を通して沈殿させたものから水分を除いたもの．粘土の釉薬の多くは化粧土と同様に素焼き前の生地に施すことも可能である．

2) 着色材

　ある釉薬に特定の原料を混ぜることによって簡単に多種多様な効果や色を付けることができる．詳しくは専門店に問い合わせると良い．

釉薬の調合

　釉薬は，液体や粉末状で市販されている．粉末状のものは液状のものに比べて安価である．粉末は吸い込んでしまう危険性もあるため，調合の際にはしっかりと換気できる場所でマスクなどを利用して行った方が良い．釉薬の濃度は比重計で調整する．

　★埃や内容が飛び散るのを防ぐため，原料はすべて蓋をした容器に密封しておけば安全である．鉛

● 陶　芸 ●

やほとんどの金属酸化物，炭酸バリウムなどの有毒性原料に関してはラベルなどで明記しておいた方が良い．

釉薬の種類

以下に，当院でよく使っている代表的な釉薬を挙げる．これらはすべて専門店で取り寄せ可能である．埃などを防ぐため，すべて蓋付きの容器で保管する（図3）．

- ワラ灰白萩釉
- 赤伊羅保釉
- トルコ青緑釉
- チタンマット釉
- チタン萩釉
- 白マット釉
- トルコ青釉
- 黒天目釉

- 黒萩釉
- 透明釉
- 緑そば釉
- ルリ釉
- 織部釉
- 鉄砂釉
- そば釉
- 緋色釉

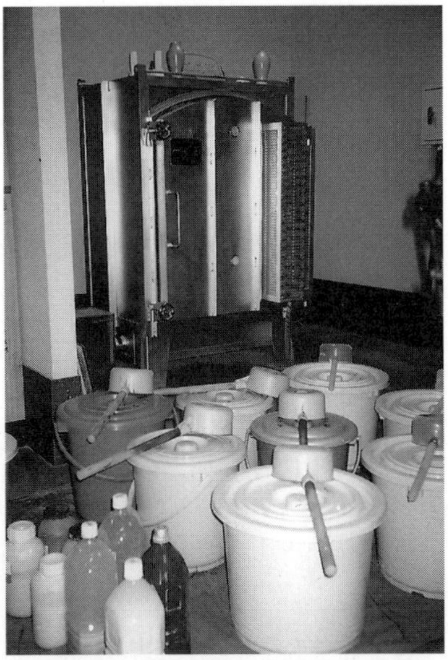

図3　釉薬保管風景

釉薬の掛け方の分類

多量の作品を作ったり，色に動きをつけたり，薄く掛けて焦げ目を表現したり，作りたい作品に応じて施釉方法も様々である．

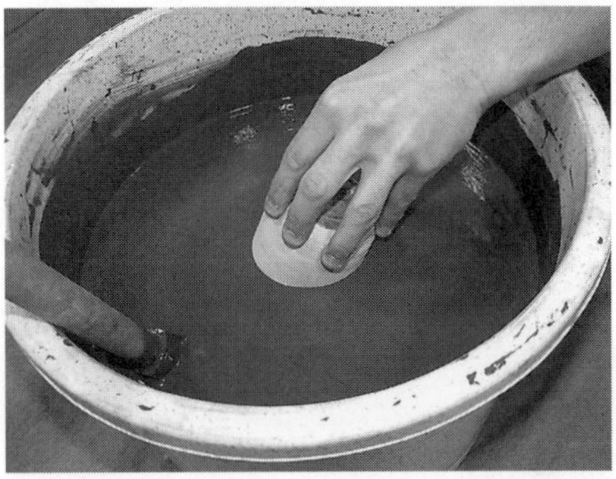

- 浸し掛け：大量の作品を作る場合に用いる．作品が入る程度のプラスチック製のバケツに釉漿を満たし，高台を持ち素地を釉漿に漬けて約2〜3秒間静かに回した後上げる（図4）．85ページの写真の湯のみの場合は，浸し掛けの二重掛け（p.94参照）である．

図4　浸し掛け

- 流し掛け：少量の釉薬で施釉する場合，釉漿をひしゃく（または柄杓）で注ぎ掛ける．ただし，色むらになりやすい釉薬の場合は吹き掛けが有効である．また一度施釉した後数時間乾かし，別の釉漿を作品の一部分に流すように掛けることで色に重なりができ，動きをつけることも可能である（図5, 6）．

- 吹き掛け：ごく少量の釉漿で施釉する場合や，薄く掛けて焦げ目を表現したりする場合，色むらの出やすい釉薬を均等の厚みに施釉する場合，色の濃淡やぼかしを表現する場合に行う．ロクロの中心部分に作品を固定し，その後ろにレンジの油防止カバーなどを立て，ロク

● 陶　芸 ●

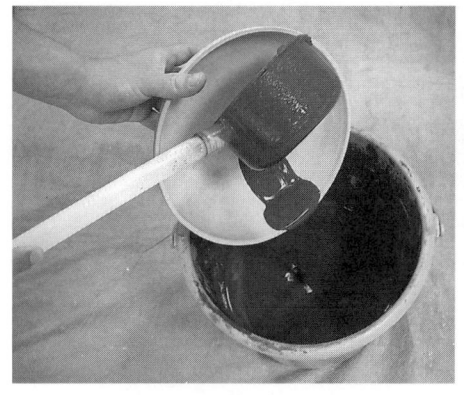

図5　流し掛け（ひしゃく）

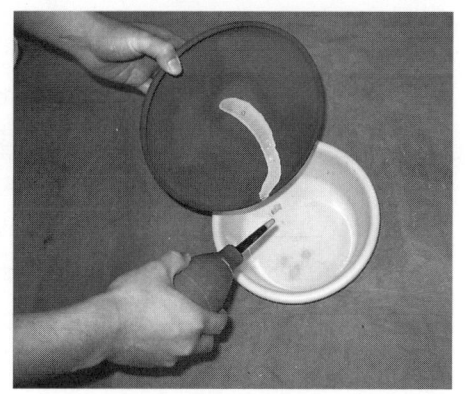

図6　流し掛け（スポイト）

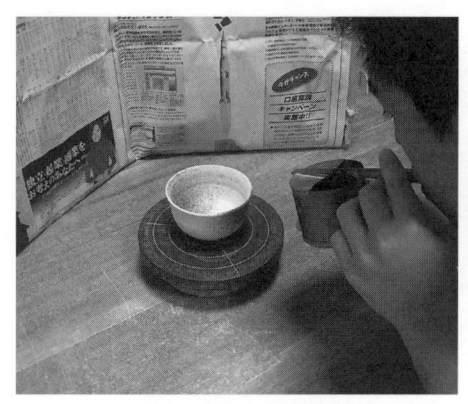

図7　吹き掛け（口）

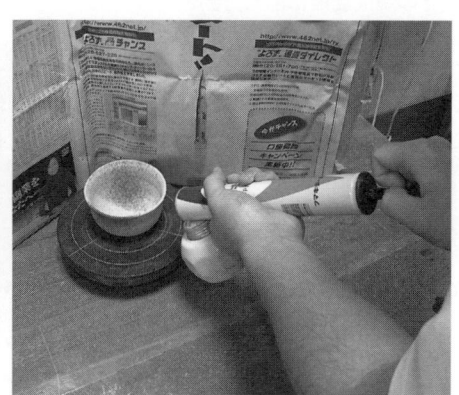

図8　吹き掛け（ポンプ）

ロを回しながら釉薬を均一に吹き掛ける．施釉の厚みを調整できるが，技術も必要である（図7, 8）．

★霧状にした釉漿を散布しながら施釉するため，換気装置のある場所で行い鼻や口，目などに入らないように注意が必要である．

● 塗り掛け：限定した部分に釉薬を付ける場合などに用いる．釉薬が少量で済み，素焼き前・後の素地や焼き締めた素地にも施釉することができる．また，必要ならば厚塗りの施釉も可能（図9）．

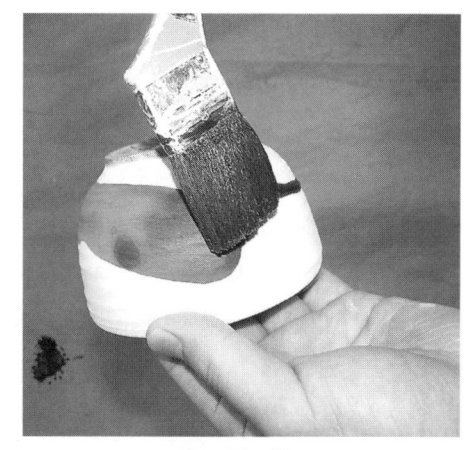

図9　塗り掛け

> 二重掛けの際は，最初の施釉の後2～3時間程度乾かしてから掛けることで，二度目の色付きが良くなる．また，薄い素地への施釉や内と外に別の釉を施したい場合は，まず内側に釉漿を注ぎ込んで施釉した後，素地の水分を数時間かけて乾燥させ，流し掛けや吹き掛けなどで外側に施釉する．
>
> 一度本焼きした後でも釉薬接着剤を用いれば，再度，施釉・本焼きをすることが可能である．しかし，再焼成に伴って一度目の釉薬が融けてさらに垂れてしまうため，棚板にひっつかないように注意が必要である．

本焼きの焼成温度による分類

既製品のほとんどの釉薬は1200度程度できれいに発色する．一般的に釉薬の種類によって，焼成温度は1000～1150度（低温度），1200～1220度（中温度），1250～1280度（高温度）の3段階に分類される．

釉薬の濃度

釉薬の濃度は釉薬の種類によってそれぞれ微妙に違うが，比重計で測ることである程度の目安とすることができる．一般的に，素地に塗られた釉が乾いた時に，その表面を釘のようなもので引っ掻いて，その痕跡がはっきり残る程度が良いとされているが，実際は個人の好みに委ねられる．わざと薄い釉薬を作って一重掛けや二重掛けで色の変化を楽しむこともできる．

素焼き・本焼きの代表的な失敗例の原因

原料も素地も焼成条件もすべてが変化するため，絶対に確実といえる釉薬調合はない．以下に代表的な失敗例とその原因について整理する．

- 釉が流れる：釉薬が融けて流れすぎ，作品が棚板にくっついてしまう．施釉が厚すぎたか，焼成温度が高すぎたか，最高温度に長い時間さらしすぎたかが原因であることが多い．
- 泡だちのクレータ：焼成温度が高すぎるか最高温度にさらす時間が長すぎることが考えられる．
- 釉ちぢれ：釉薬が瘤状に固まって素地面がところどころに露出した状態で，埃や汚れがついたままの素地に施釉した場合や，可塑性が強すぎる原料を使った釉薬の場合に起こる．前者は素地の表面を濡れたスポンジなどで拭いておけば防げる．後者の場合は乾燥の段階で釉薬が収縮しひび割れ，焼成の段階でちぢれてしまう．この現象は素焼きをしないままの素地にそのまま施釉すればうまくいく．また下絵付けの上に施釉した場合にも起こることがあり，その場合は釉下の粒子にアラビアゴムを少量加えれば防げる．
- 脹れ：素地粘土の中に大小の気泡があるため，焼成の時に割れてしまうもの．原因は焼成温

度が高すぎたか,完全に乾かないまま焼成したか,成形途中に気泡が多量に入ってしまったかである.前者の場合は時間をかけて温度を上げると防げる.

素地との相性

志野土のような目の粗い素地は色や釉薬を吸収して表面を少し荒れ気味にする.目の細かな粘土で作った素地は釉薬を滑らかに均一にする.

釉薬の管理方法

すべての材料にある程度の毒性があることを念頭に,
① 釉薬の調合の際には飲食しない.
② 調合の際には粉塵が飛び散らないように静かに水を加える.
③ 換気を十分に行う.
④ 粉塵の後始末のため,手や道具,汚れてしまった床などは乾く前にしっかりと拭くか洗う.
⑤ 使用する材料に関する知識を持つ.
⑥ 蓋付きの容器にラベルを貼って保存する.
⑦ 液体の釉薬は定期的に攪拌し,沈殿を防ぐことで濃度を一定に保つ.

3 絵の具,その種類と特徴

絵の具には下絵の具と上絵の具がある.下絵付けとは素焼き後の作品に下絵の具を付けることをいい,その上から施釉して本焼きを行う(p.121「下絵付けのポイント」参照).上絵付けとは本焼き後に上絵の具を付け,本焼きよりも低温で焼き付けることをいう.

下絵の具

以下に挙げた古来より親しまれている代表的な下絵の具のほかに,チューブ入りのものも市販されており,水に溶くなどして使うことが可能である.
- 呉須:コバルト鉱石が主原料で濃い青になる.
- 鉄系:鉄を主成分とする.酸化焼成では黒っぽい色になり,還元焼成では茶色になる(p.103参照).
  ・鬼板:鉄分を含んだ岩石を砕いた

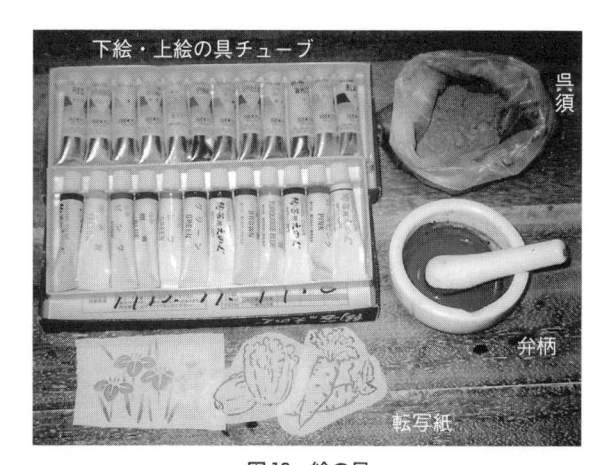

図10 絵の具

● 陶　芸 ●

もの．産地によって様々な不純物を含み発色も様々．
・弁柄：酸化第2鉄が主成分．インドのベンガルで産出されて名前の由来となった．
★下絵付けの際，転写紙という水に浸すだけで簡単に精巧な絵を素焼きの陶器に転写できるものも市販されている．

上絵の具

　上絵の具もチューブ入りで販売されている．絵付け後，ヘラなどで絵の具を削り，模様を付けることも可能．和絵の具と洋絵の具があり，初心者には洋絵の具がより使いやすい．

化　粧

　以下に挙げた代表的な化粧土のほかに，様々な色の化粧土が市販されている．筆者らは青・緑・ピンクなども使うことが多い．
● 白化粧：素焼き後，白化粧土を水で溶いてかける．一般的に，素地の土を素焼きにして粉にしたものを少量混ぜてはがれを防ぐ（p.121「白化粧の手順」参照）．
　　　白化粧土　　　（割合；カオリン1：天草石3：長石1：蠟石5）
● 生化粧：素焼き前に化粧する．素地に使った粘土を少量加えて収縮の程度を合わせる．
　　　生化粧土　白　（割合；カオリン6：天草石3：長石1）
★陶器が生乾きのうちに化粧をすると素地のくいつきは良いが，タイミングが問題になる．早すぎると器は軟らかくなってしまい，遅すぎると器にひびが入ってしまう．気候や器の大きさに左右されるが，湯のみなら約1日，それ以上の大きさのものだと大体2～3日乾燥させるのが一般的である．

● 陶　芸 ●

Ⅱ　道具

1　ロクロ

　ロクロには手回し式と足踏み式，電動式などがある．成形工程（基礎づくりから高台づくりまで）の作業台として使用される．

2　切る・削る

- 線抽ベラ：ロクロを回しながら粘土を円形に切り取る際に用いる（p.108，図29参照）．先の尖ったもので代用可能．粘土に絵を描いたり，穴をあけて光が洩れるように細工をする際にも用いる．
  ★先が鋭いためキャップをかぶせて管理したり，他の道具とは別の場所に置くなど配慮が必要．
- かきベラ／馬かきベラ：作品を削って形を整える際に用いる．かきベラには平線と丸線があり，様々な曲線に削ることができる．馬かきベラは壺などの大きな作品を大胆に削って土の味を活かしたりするのに用いる．
- 成形用かんな／仕上げ用かんな：作品を削ったり，高台を作る際に用いる．

> 削りたい箇所の深さ，広さ，形によって使用する道具は様々である．馬かきベラや成形用かんな／仕上げ用かんなは，かきベラに比べて習熟を要する．通常，これらはかきベラで代用可能であるため，初心者にはかきベラの使用を勧める．
> かきベラやかんなの刃は定期的に点検する．陶器を均等に削れなかったり，穴をあけてしまうこともあるため，刃先が丸くなっているようであれば作業台に固定して金ヤスリで研いで切れ味を保つ．

- 弓：作品の口縁を切って高さを整える際に用いる（p.117，図51参照）．粘土の塊から適量を切り取ったり，ひも作りの時ひもを切るのにも用いる．
- 柄付針金：ロクロから作品を切り離す際に用いる．また，均等な厚みの"たたら"（粘土の板）を作る際にも用いる．
- サンドペーパー：素焼き後の作品を削って整えたり，本焼き後の作品の高台部分を整えるのに用いる．
  ★素焼き後の陶器を削った場合は施釉前にスポンジを用いて陶器から削りカスをしっかりと洗い流さないと，本焼きの際に釉ちぢれをおこしてしまう可能性がある．また，完成した作品を日常で使用する際は机などを傷つけないように高台部分（畳付）を削って滑らかにしておく．

● 陶　芸 ●

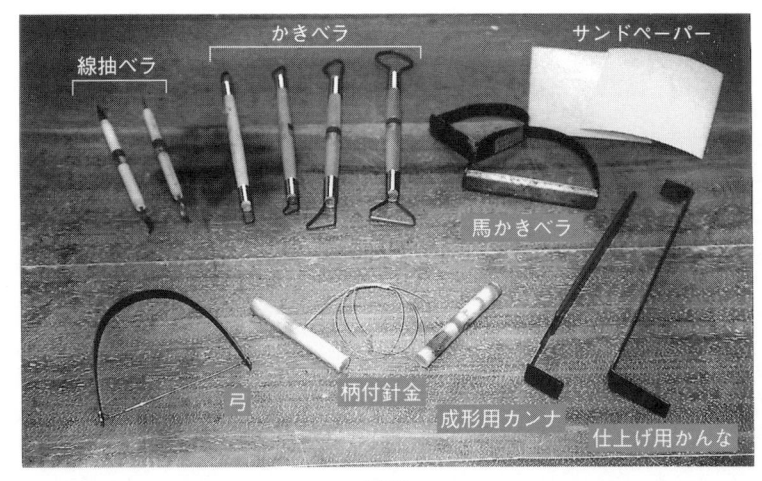

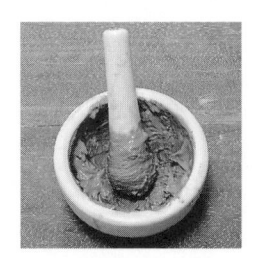

図11

図12　どべ

3　粘土同士をくっつける

- どべ：ぬたともいう．素地と同じ粘土に水を加えて攪拌し，柔らかい泥状にしたもの．底とひもやコップと取っ手など，粘土同士をくっつけるのに用いる（p.108，図30も参照）．

4　成形する・模様をつける

- 柄ゴテ／仕上げゴテ：柄ゴテは作品の内側を整える際に用いる．仕上げゴテは内側と外側のどちらでも使用できる．また粘土のひも同士をくっつけた後，つなぎの部分や凹凸の部分を伸ばすのに用いる．自分の使いやすいように使うと良い．
- 竹ベラ／彫塑ベラ：作品に切れ目の模様を入れたり，凹凸を付けたりするのに用いる．

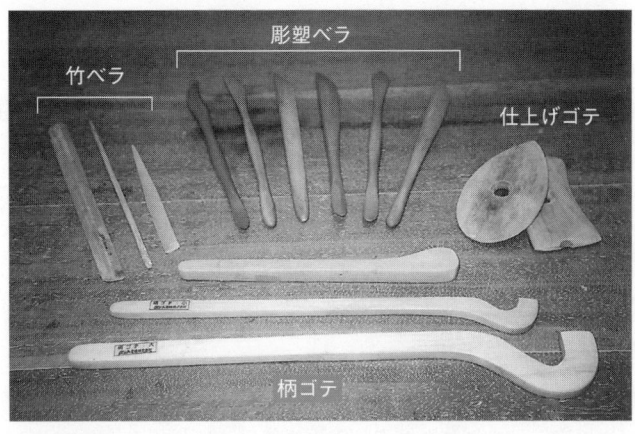

図13

● 陶　芸 ●

5　作品をロクロに固定する

- シッタ：高台を作る際に，作品をひっくり返して固定する台を"シッタ"と呼ぶ．基本的には作品と同じ粘土で厚めに作り，やや硬くなるまで乾燥させて用いる．削る作品の数が多い場合や口の部分が細い壺の底を削る際に便利である．
  ★作品の口の部分が弱いものでなければ，シッタを用いず，うずらの卵くらいの大きさの粘土の塊3～4個で固定することも可能である（p.118, 図53参照）．

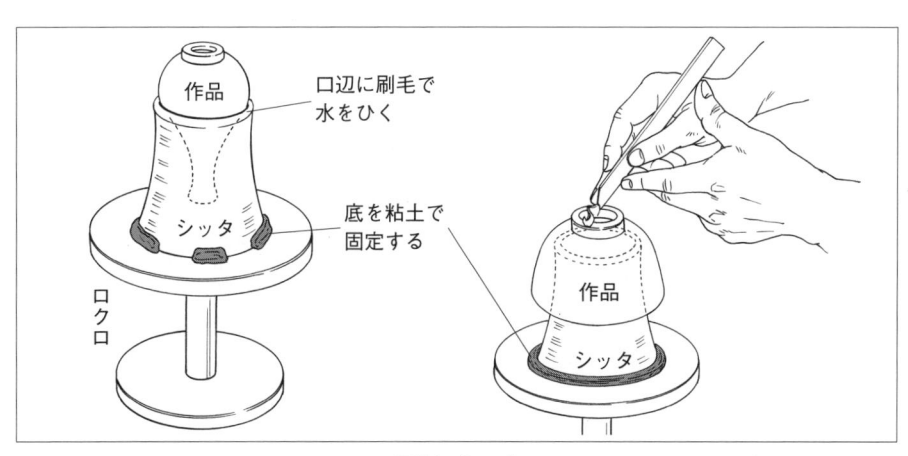

図14　シッタ

6　表面を仕上げる

- セーム皮：作品の表面や飲み口を滑らかに仕上げるのに用いる（p.117, 図52参照）．

7　装飾する

- 縄―縄目文：縄文時代から使われてきた装飾法．五分乾きの陶器に一本の縄を巻き，それをこすって縄目模様を出す方法（図15）．
- ヘラー彫り：五分乾きの陶器の表面に，線抽ベラや先の細いかきベラで線描きの絵や模様を入れる装飾法（図16）．削りカスは乾燥してから取り除くと良い．
  ―掻きおとし：五分乾きの陶器に化粧をかけ，化粧が乾いたらその上から先の細いかきベラで模様や絵柄を彫り素地の色を見せる装飾法．
  ―象嵌（ぞうがん）：あらかじめ印花などでつけたくぼみに素地と違う色の化粧を埋め込む．しばらく乾かしてから表面を平線かきベラで削るとくぼみに埋めた化粧が模様となって現れる．

● 陶　芸 ●

- 木の葉—木の葉文：五分乾きの陶器の平らな面に木の葉を押しあて，木の葉の形や葉脈を素地に写し出す方法（図17）．
- くし—くし目：五分乾きの陶器の表面にくしやのこぎりの刃などを使って数本の平行線をつける装飾法（図18）．
- 印—印文／印花：あらかじめ彫っておいた石膏や粘土を用いて，判子のように焼き物に同じ模様をつける装飾法．名前が彫ってあるのが印文．花が彫ってあるのが印花である．
- たたき板—たたき：五分乾きの作品を平らな板で叩いてへこませたり，模様の彫られている板で叩いて作品の表面に模様をつける装飾法．たたきには粘土を締め固める効果もある．

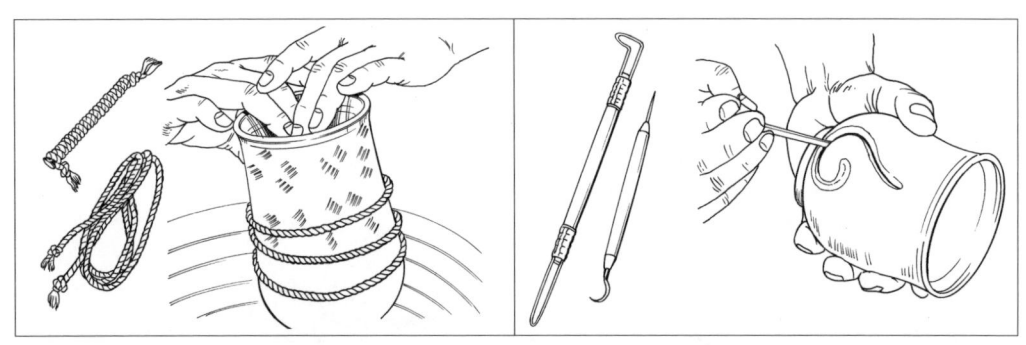

図15　縄—縄目文

図16　ヘラ—彫り

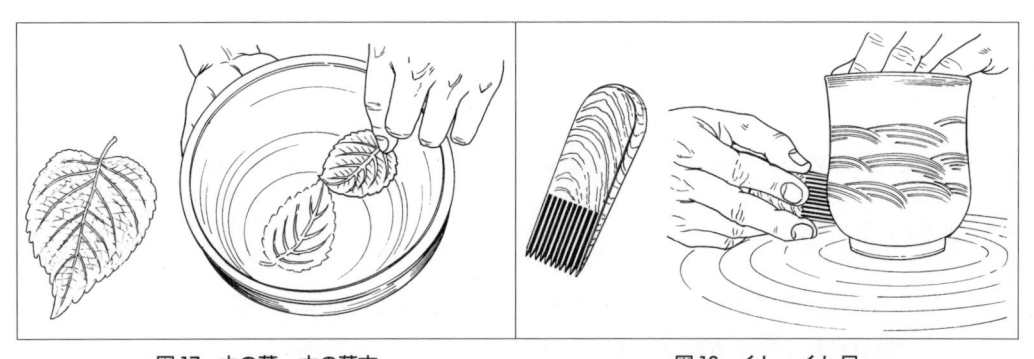

図17　木の葉—木の葉文

図18　くし—くし目

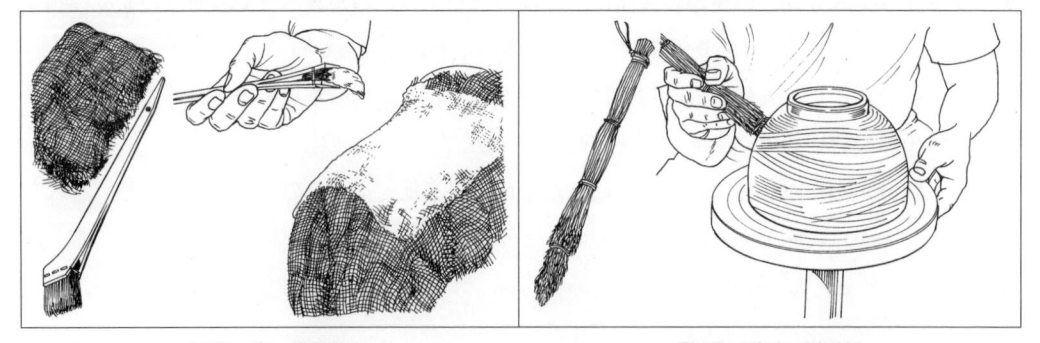

図19　布—布目文

図20　刷毛—刷毛目

● 陶　芸 ●

- 布－布目文：細かな模様を簡単につける装飾法．五分乾きの素地に目の粗い布をあて，上から刷毛で生化粧を施す．30分ほど乾かして模様がついていれば布をとる．レースや編みの複雑な布を使うなど方法は様々である（図19）．
- 刷毛－刷毛目：刷毛で生化粧を行う装飾法．刷毛目は毛先の固い刷毛に化粧を含ませ，さっと一息に塗る（図20）．

8　色を付ける（施釉する．下絵付け・上絵付けをする．）

- 撥水剤：高台など釉薬を掛けたくない箇所に塗ることで施釉後に余分な釉薬を落としやすくする．また，焼成時の釉薬の垂れを防ぐ．
- 比重計：思うように発色させるため，釉薬の濃度を調整するのに用いる．
- 乳鉢／乳棒：粉末の釉薬やその他の顔料を細かくすりつぶして溶かすのに用いる．
- 釉バサミ：手を汚さずまんべんなく施釉するため，陶器を挟むのに用いる．
- 陶芸用スポイト／ひしゃく・柄杓：流し掛けの際に用いる（p.93，図5，6参照）．ひしゃくは釉薬をかき混ぜるのにも用いる．
- 霧吹き：ポンプ式と口で吹くタイプのものがある．吹き掛けに用いる（p.93，図7，8参照）．
- 筆／刷毛：撥水剤を塗ったり，絵付けなどに用いる（筆は目的によって別のものを使う）．

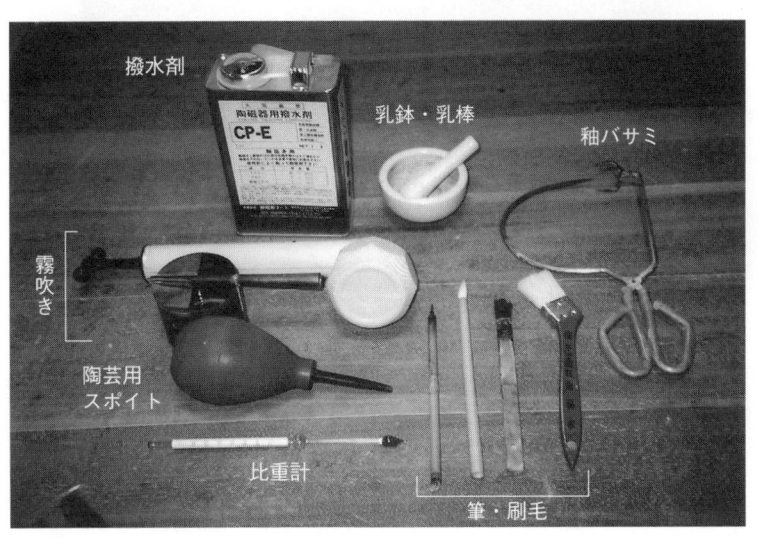

図21

● 陶　芸 ●

9　焼成

- **窯**：窯元でよく見かける薪窯のほかにも，灯油窯やガス窯・電気窯などがある．火が作品に直接あたる灯油窯はコストも安く，わりあい薪窯に近い仕上がりとなるが，焼成時の臭いや音に注意が必要である．ガス窯も炎で焼くものだが，灯油窯と違って音や臭いの問題はさほどではない．一方，電気窯は電熱線の発する熱によって焼く．全自動・全手動・半自動がある．全自動タイプではコンピュータ制御で温度管理ができ，酸化焼成では大変便利である．一方，還元焼成では自動化は難しい．
- **棚板**：焼成時に窯の中で作品を置く板．焼成後は必ずタガネ，ドライバー，ハンマー，グラインダーなどで土片や釉薬のカスをとっておく（図23）．
- **支柱**：ツクともいわれる．棚板の上に棚板を重ねる際に用いる柱となるもの．3点固定や4点固定がある（p.123，図63参照）．
- **アルミナ**：本焼き時に釉薬が棚板に垂れてしまっても作品を取りやすいように，作品の下に敷いておくもの．粉のタイプと紙のタイプがある．

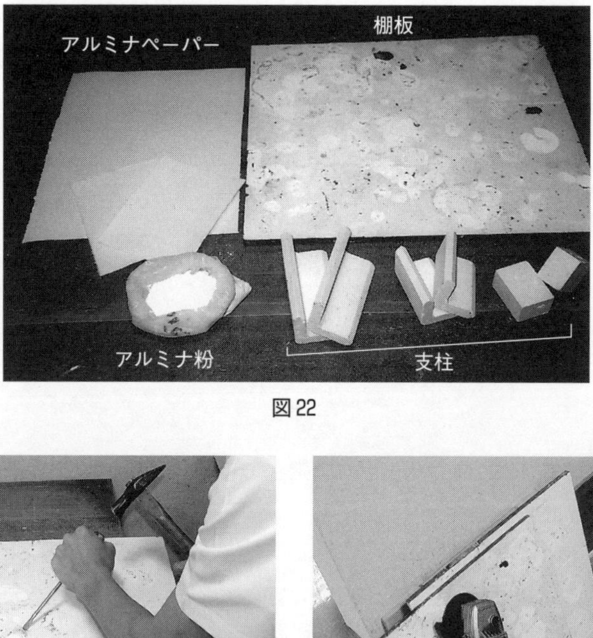

図22

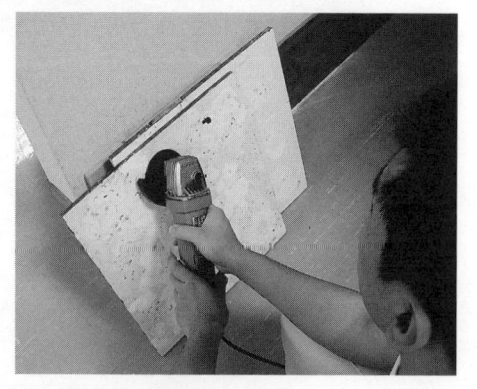

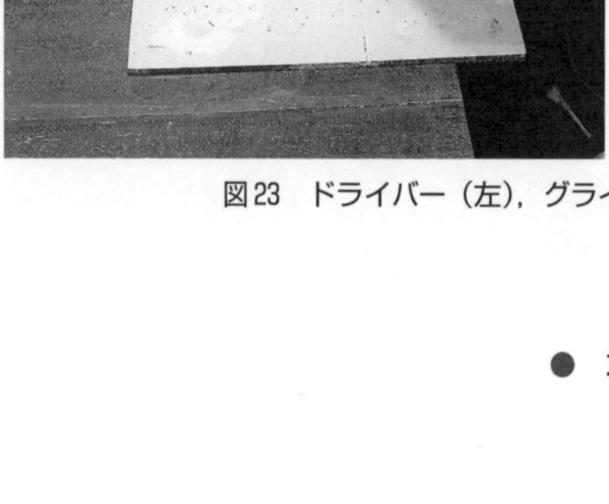

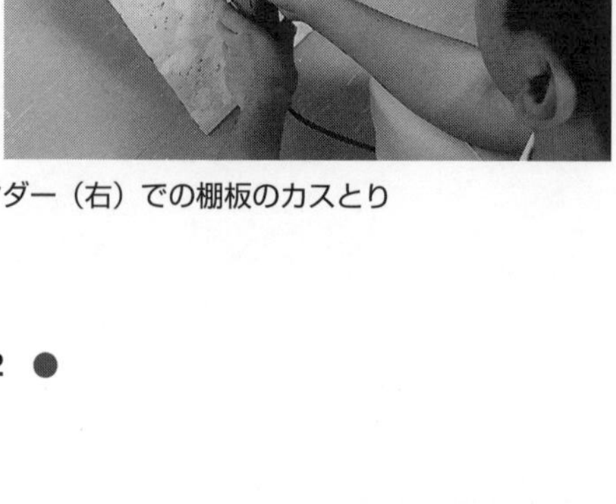

図23　ドライバー（左），グラインダー（右）での棚板のカスとり

● 陶　芸 ●

焼成本来の目的は釉薬を融かすことだけではなく，土を焼くことによって形に普遍性を持たせることである．「1 土　2 焼き　3 細工」と言われるように，まずは作りたい作品に合う土を吟味し，次にどういう焼き方がふさわしいかがくる．それから釉薬を含めての細工を「焼きに合う」点から考える．

焼き方の分類：素焼きと本焼き（第 2 焼成・釉焼成などともいう），上絵付けがある．

1) **素焼き**：素地の中にある水分を抜いたり，余分な有機物を取り除く．成形して十分に乾かした作品を窯に入れ，約 8 時間程度かけてゆっくりと 800 度近くまで温度を上げ，30 分程度高温状態を維持した後ゆっくりと温度を下げていく．温度上昇時は 600 度までは色見穴や窯蓋を少し開けておく．冷却時は 200 度まで下がったら色見穴や窯蓋を少し開ける．100 度以下で窯出しをする．

2) **本焼き**：素地土を焼き締め，釉薬を融かしてガラス化させる．下絵付けや施釉をし，乾かした作品を窯に入れ，最低でも 10 時間以上かけてゆっくりと 1200〜1300 度付近まで温度を上げ，30 分〜1 時間程度高温状態を維持した後，ゆっくりと温度を下げていく．ここでも温度上昇時は 600 度まで色見穴や窯蓋を少し開けておく．
冷却時は 300 度より窯蓋を少しずつ開けていき，100 度以下で窯出しをする．また，施釉しない状態での本焼きを焼き締めという．本焼きは一般的に，酸化焼成・還元焼成に分かれる．

　① **酸化焼成**：十分な酸素供給量のもとでの焼成．特別な操作は必要ない．
　② **還元焼成**：無酸素状態での焼成．焼成途中，密閉した窯の中に可燃ガスなどを注入することで窯の内部の酸素を使いきった状態で発色させること．第二酸化鉄（FeO_2）が鉄（Fe）になるなど，酸化金属類が科学反応を起こすため，同じ釉薬を用いても酸化焼成とは発色が異なる．還元焼成は 900 度より約 7 時間程度続け，目標温度に達したら酸化状態で 30 分〜1 時間ほど保つ．その後は酸化状態で冷却する．

3) **上絵付け**：本焼き後に上絵を描いて乾かした作品を焼成する方法．本焼きで素地が焼き締まっているため，焚き割れや冷め割れの心配も少なく，比較的短時間で焼成・冷却しても安心である．筆者らは約 3 時間程度で 500〜900 度付近まで温度を上げ，30 分程度高温状態を維持する焼き方をする．ただし湿気によって発色が濁ることもあるため，上絵付けを行う際は，湿気を含まない本焼き終了後の窯で必ず行うようにする．

★上記の方法は陶芸専門店で購入した粘土や釉薬を用いた焼成方法である．粘土の種類やその後の施釉の仕方によって焼成温度や時間は様々である．焼成による失敗例の一部を釉薬の「素焼き・本焼きの代表的な失敗例の原因」（p.94）に記した．

● 陶　芸 ●

Ⅲ 工　程　【湯のみを作る】

工程	使用道具・材料	作業工程・キーポイント
Ⅰ 構想と材料・道具の用意	見本としての各種陶器 関係図書 必要に応じて鉛筆と紙	① 何を作るか考える． 　日常生活で使用される一般陶器，例えば湯のみ，皿，茶碗，あるいは一輪挿しなどの小物であれば，改めて図面を描く必要はない．作りたいと思う品物を見本や関係図書に掲載されている写真などと，照らし合わせて大きさ，色などを確認する程度で十分である．なお，30 cm 以上の皿や花瓶を作製する場合は，形を整えるために型紙を作ることを勧める． ② 粘土や釉薬の種類，その他細工をどうするか，おおよその考えをまとめる． ③ 工法を何にするか考える． 　以下に述べる工程はひも作りで湯のみを作る工程である（直径 6 cm，高さ 9 cm）． ④ 材料・道具を用意する．

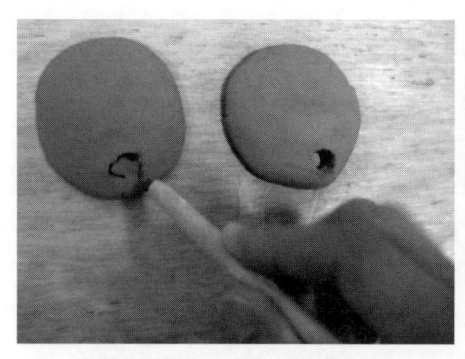

図24　玉作り（かたまり作り）

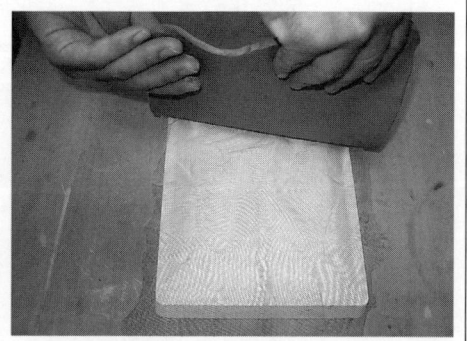

図25　たたら作り

● 104 ●

● 陶　芸 ●

治療的観点，作業の工夫と段階づけ

■**作業設定**：初心者であれば，粘土や釉薬の種類，工法の知識はないと思われる．このため見本を提示して，ひも作り，丸めた粘土を削って作る玉作り（"かたまり作り"とも言う．図24），たたらを石膏などの型にはめ込んで作るたたら作り（"型おこし"とも言う．図25）等の工法と合わせて粘土の種類と釉薬の説明をすると良い．

初心者の陶芸では大きさや角度といった正確さや細かさを求めるよりも，まずはイメージして取り組み，出来上がった作品を誰が見てもイメージした作品として捉えてもらえることが大事である．作品の歪みやねじれの変化や色の変化の面白さを楽しむことで会話が弾み次への製作意欲へとつながる．なお，粘土で形作った作品は本焼きすることで2割程度は縮むことを説明しておく必要がある．

■**工程の省略**：作ろうとする作品イメージが具体化している場合は，この工程は省略しても良い．

■**作業肢位**：一般的には座位である．セラピストは机に見本を提示し，実際に手に取り感触を確かめられるように関わると良い．

■**段階づけ**：本稿で述べる湯のみや直径10cm程度の皿は比較的容易に作製できる．大きな作品を作る場合は，形作りにおいて中心がずれやすく歪みやすい．ひも作りのほか，玉作りやたたら作りも初心者へは導入しやすい．

▶ **玉作り**：高さ10cm程度までであれば，片手で皿等，様々な小物の作製が可能である．

▶ **たたら作り**：20cm程度までの皿類であれば，片手で可能である．花びん等の筒物は片手では難しい．

▶ **ひも作り**：玉作りに比べ難易度は高いが，大きなものから小さなものまで様々な作品を作ることができる．応用がききやすい．

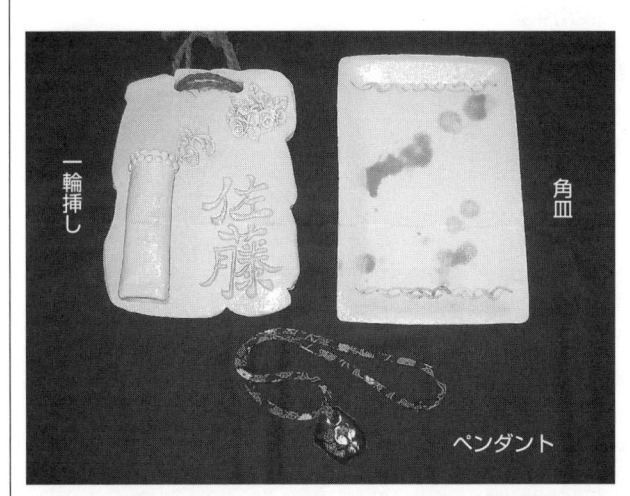

図26　作品例（上：たたら作り，下：玉作り）

● 陶　芸 ●

工程	使用道具・材料	作業工程・キーポイント
II 土を練る	粘土 水 容器（洗面器）	⑤ **荒練りをする．** 荒練りをして粘土の中の水分を均一にして固さを整える．粘土を練りながら水を数回に分けて加えていき，対象者に合った柔らかさに調整する． ※そろえた両手に体重をかけ，粘土を前方に押し伸ばしたり伸ばした先を起こして重ねる作業を繰り返すと横長く伸びてくる．これを折り返して重ね，また押し伸ばす作業を数回繰り返す（図27）． ⑥ **菊練りをする．** 菊練りをして粘土の中の空気を抜く． ※左手（非利き手）は添えるだけの状態で両手が直角になるように構え，右手小指球を中心に粘土を押す．両手を右に回すようにして粘土を起こし，再度右手で粘土を押す．土の回転で少しずつずらしながらこれを繰り返すと菊模様ができてくる（図28）．100回ほど繰り返した後，徐々に小さく練っていくと菊模様がなくなる．そのまま小さく練り続けて砲弾形にして完了． ※粘土同士をブレンドする場合は，荒練りや菊練りでしっかりと混ぜ合わせる．色の違う粘土同士を混ぜ，出来上がり時に色の変化をもたせる場合は，しっかり練って空気を抜いた土同士をどべでくっつけてから使用すると良い．

図27　荒練り　　　　　　　図28　菊練り

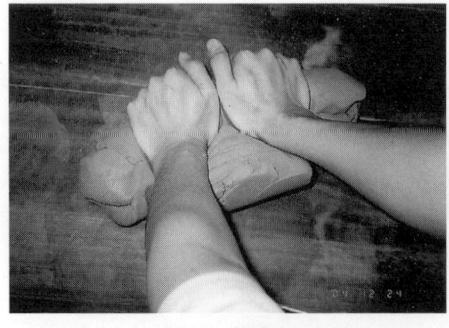

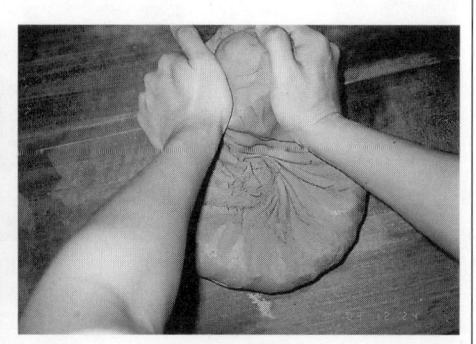

● 陶　芸 ●

治療的観点，作業の工夫と段階づけ

■**作業設定**：ロクロや土，各種物品を患者に用意させ後片付けまで行わせるか，それともセラピストが準備や後片付けを行うのかは患者の状態によって段階づけする．
一例として，ロクロや土は重く運搬に筋力を要すため，軽作業と結びつけて考えられる．
また，物品の後片付けは洗い物や掃除が主体となるため，主婦としての役割などにも結びつけて考えることもできる．
このように，陶芸という一連の作業活動の一つ一つをとってみても，様々な社会的適応能力に結びつけて考えることが可能である．
また，荒練りは，パン生地作り，うどんやそば打ち作業の一工程としての応用も可能である．

■**工程の省略**：荒練りは片手でも行いやすいが，菊練りは習熟が必要である．粘土に気泡が入ることで作品がもろくなってしまい，焼成時，破損する危険性がある．そのため，導入初期の患者や意欲低下の患者へは，活動意欲や創作意欲を損なわないように，セラピストが前もって数種類の粘土を練っておく方が無難である．

■**作業肢位**：土練り作業は，上肢に体重をかける必要があるため立位前屈となる．ただし，粘土を少なくして低い台上で作業することで，座位でも可能となる．

■**段階づけ**：粘土の種類による段階づけ
萩土は，可塑性はあるが小砂が多く水が染み込みやすいためよれやすい．また修正や形の変更がききにくい．そのため手早く成形する必要がある．唐津土や志野土は可塑性が少なくひび割れしやすいため，初心者には扱いにくい．

```
易  │  信楽
    │  志野
    │  萩
難  ▼  唐津
```
（※これは筆者の経験によるものである）

また，粘土は耳たぶぐらいの固さを目安に練るが，握力の低下した患者や片手で作業を行う場合は，少し柔らかめに練っておくことを勧める．ただし，水の量によって作品の腰の部分が軟らかくなり，上部の重みを支えきれずよれやすい．

● 陶　芸 ●

工程	使用道具・材料	作業工程・キーポイント
Ⅲ　基礎づくり	Ⅲ-❶　湯のみの底（高台部分）を作る	手回しロクロ 線抽ベラ どべ	⑦　卵ぐらいの大きさに粘土をちぎり，手で丸める． ※後で粘土を付け足すと，粘土と粘土の間に気泡が入る可能性があるため，あらかじめ多めに取っておく．やむなく粘土を足す場合は気泡に注意しながら粘土を加える． ⑧　丸めた粘土を手回しロクロの中心にのせ，手のひらで叩いて厚さ1.5 cm 程度の円形に伸ばす． ※これが高台の高さとなる．工程Ⅵの㉖の作業で高台を削り出すためおおよその厚みを把握しておく． ⑨　手回しロクロを回しながら線抽ベラをあて，直径7 cm 程度の大きさの円形にかたどる． まずはロクロを力強く回転させる．線抽ベラはしっかりと両手で持つ．立位の場合，両脇を締めて前腕部を体幹で固定することで手ぶれが防げる（図29）． ※ロクロの回転方向は回しやすい方向で良い．ヘラやコテは回転方向と反対の方向へ若干寝かせるようにして作業すると削りやすく，また切りやすい． ※乾燥・素焼き・本焼きを通して約1～2割縮むため一回り大きめに作る．線抽ベラがない場合は先の細いもので代用可能である． ⑩　⑨の上面の端に線抽ベラでキズを入れてどべを付け，粘土同士を接着しやすい状態にする（図30）．

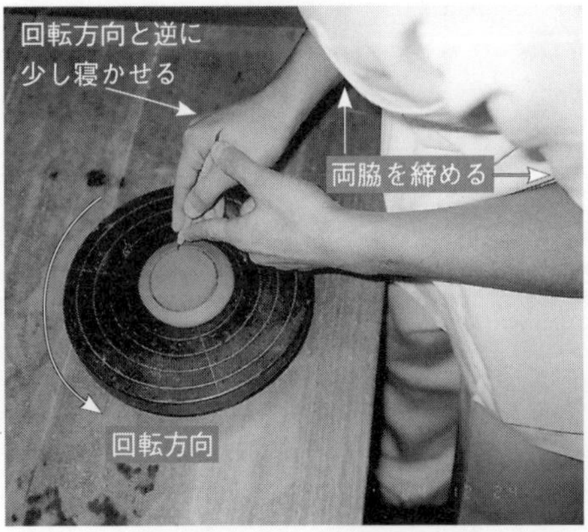

図29　線抽ベラでかたどる 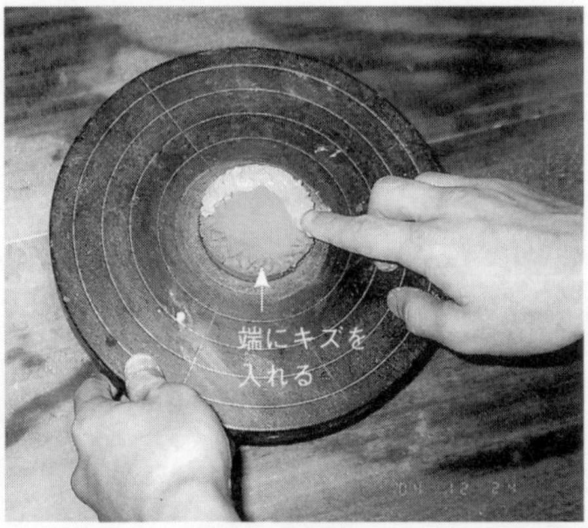　　　　　　図30　どべを付ける

● 陶　芸 ●

治療的観点，作業の工夫と段階づけ

■**作業工程⑨⑩の注意**：線抽ベラは先が鋭いため，振戦や感覚鈍麻の患者に対しては取り扱いに注意し，必要であれば作業療法士が行うことで工程を省略する．

■**片手作業への配慮**：座位で行う場合，机上に台を置きその上に線抽ベラを持った非麻痺側上肢の前腕部を固定することで作業時の手ぶれが抑えられる（図31）．立位で行う場合は，線抽ベラを持った非麻痺手の脇を締め，前腕部を腹部に押し付けるようにして作業することで，同様に手ぶれが抑制される（図32）．この際，麻痺手を補助手とするかどうかは陶芸の実施目的に照らし合わせ判断する．

■**工程の工夫**：作業工程自体を理解できない患者については，手順をさらに細かく分けて一つずつ指導していく．

■**道具の工夫**：握力が低下している患者には線抽ベラを把持する自助具などを検討する．
上肢の筋力が低下している患者については，ポータブルスプリングバランサーなどを用いたり（図33），机上に台を置きその上に上肢をのせて作業するなどして工夫する．

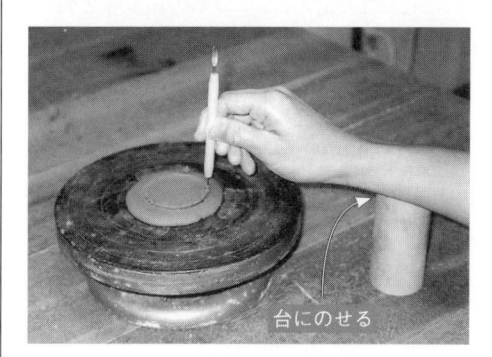

図31　座位での片手作業

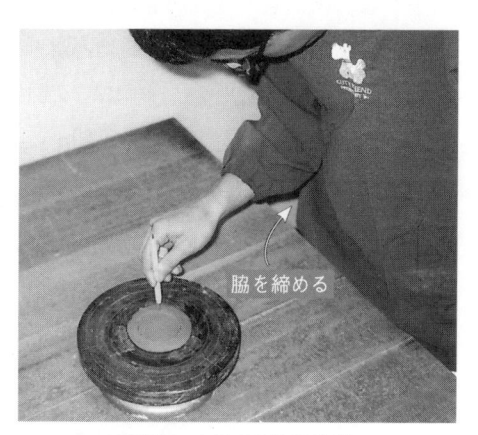

図32　立位での片手作業

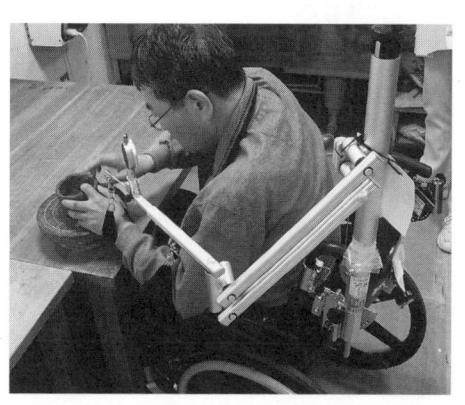

図33　ポータブルスプリングバランサーの使用

● 陶　芸 ●

工程	使用道具・材料	作業工程・キーポイント
Ⅲ 基礎づくり　Ⅲ-❷ ひもを作って積み上げる	手回しロクロ 彫塑ベラ 水 容器（洗面器）	⑪ **ひもを作る**（図34） 長さは底（高台部分）の直径の3倍程度で，太さは示指程度の均一な太さのひもを作っていく． ※ひもは常に湿らせた作業台の上で作る．乾いたテーブルだとひもの表面が乾き，ひも同士が付きにくくなったり，ひもに亀裂が入ってしまう． ※ひも作りは一定の力とスピードで粘土を1回転させていくことが重要である．力が入ってしまうと土が平らになり，そのまま練り続けるとひもに空気が入るため，力加減が必要である．環指の基節骨〜末節骨近位部の手掌側で転がすと力が均一に加わりやすい． ⑫ **ひもを1段積み上げる**（図35） ⑪のひもを⑩でできた底のどべ部分に押し付け，くっつけていく． ※この際，斜めに押しつぶしたひもの先端にひものしっぽを載せ，高さと厚みを均一にするよう心がける． ※ロクロを回して器の向きを変え，常に体の正面で作業するとやりやすい． ⑬ **底とひもの隙間を埋める**（図36） ひも同士のつなぎの部分や，ひもと底の隙間をヘラや指で均等に伸ばす（ひもの内側と外側それぞれの粘土を底になすりつけ，接着する）． ※接着箇所内部に気泡が残らないようにする． ⑭ **さらにひもを積み上げる**（図37） 1段積むごとに隙間を埋めながら，高さ10cm程度まで⑪〜⑬の作業を繰り返し，ひもを真っ直ぐ上に積み上げていく． ※外に広げてしまうと，ひもが細くなり，削りなどの修正が難しくなる． ※1段ずつ埋める際は指で埋めて良いが，数段積み上げて一気に埋める際は，ヘラで行うと効率が良い． ※ひもを積み上げる際，初心者は時間がかかりひび割れしやすい．このため，手に軽く水をつけて作業すると良い．

● 陶　芸 ●

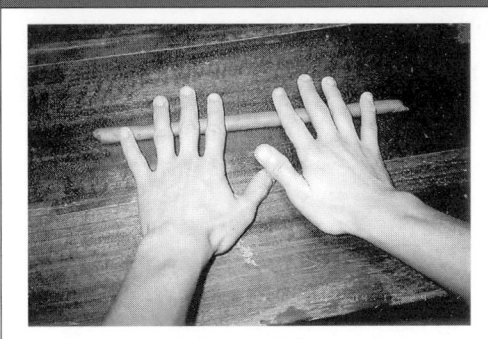

治療的観点，作業の工夫と段階づけ

図34　ひもを作る

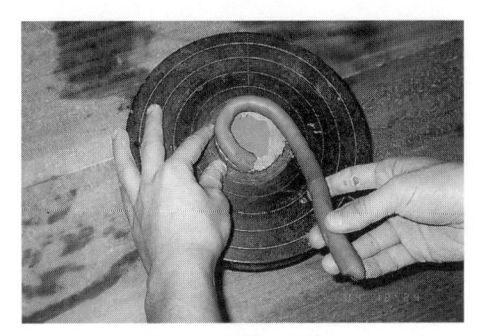

図35　1段積み上げる

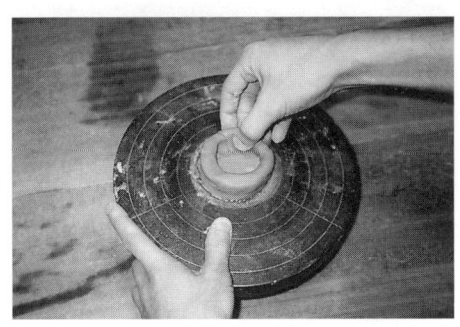

図36　底とひもとの隙間を埋める

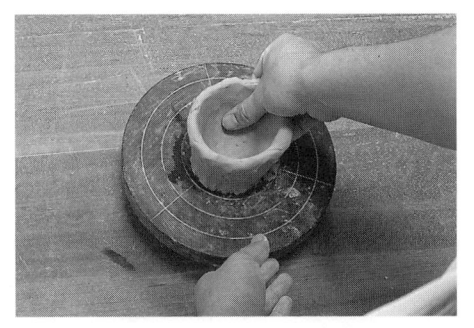

図37　さらにひもを積み上げる

■**振戦のある患者への対応**：振戦のある患者は作業全般においてうまく行えず，失敗体験や意欲低下を引き起こしやすいため注意を要す．振戦が軽度であれば前腕を机上の台や机に固定することで積み上げも可能となることがある．ひもを作る工程では，患者がひも用に粘土をちぎり，セラピストがひもを作って積み上げるなどの役割分担を行うと良い．

■**半側空間無視のある患者への対応**：ひも作りの際は無視側の端から粘土を転がし始めるようにしてひもを作ってもらうことで，無視側への注意を促したい．

■**視空間失認や構成障害のある患者への対応**：作品を多方向からこまめに確認させることで，空間的な位置関係の把握を促し構成力を高めたい．

■**片手作業への配慮**：片手作業ではひも全体を転がすことが困難なため，長いひもを作る際にはひもが捻れてしまったり，どうしても均一な太さのひもが作れないことがある．短いひもをつなぎながら積み上げることで問題は解消される．底とひもの隙間を埋める作業ではロクロを回しながら作業すると良い．

■**その他**：ひもを作る，積み上げる工程は多少熟練しないと気泡が入りやすいため，当初はセラピストが随時介入すると良い．この際，ひもが均一な太さやきれいな円形になっていなくても，気泡が入ってなければ積み上げを進めても後で修正可能である．

積み上げが難しい場合は，患者がひもを作り，セラピストが積み上げるなど役割を分担する．

● 陶　芸 ●

工程	使用道具・材料	作業工程・キーポイント
(Ⅲ)の別法（玉作り）	粘土 手回しロクロ 水 容器（洗面器） 計り	① **野球のボール大の粘土を叩いて締めながら丸くまとめ**（図38），**ロクロの中心にのせ，粘土の中心方向へ上から親指を入れていく．** ※湯のみの場合，500ｇ程度を目安とする．やや多めに粘土を取り，形を作りながら余分な土を除いていく． ② **親指が内底まで達したら底を締めながら広げる**（図39）． ※完成までに約1〜2割縮むため，作りたい器の大きさよりやや大きめにする． ③ **作品の腰から上にかけて指でつまんで締めながら形を整えていく**（図40）． ※底から腰，口縁にかけて粘土を均一の厚さに伸ばすことが重要である． ④ **口縁の部分をつまんで締める．** ※丁寧に行わないと歪んでしまうが，その歪みが良い風合いとなることもある．表面の凹凸により，焼成時の釉薬の流れに変化ができ，濃淡など様々な表情が出る．厚みを均等にすることは熟練する必要があるが，持ちやすく，温かみを感じやすい作品となる．

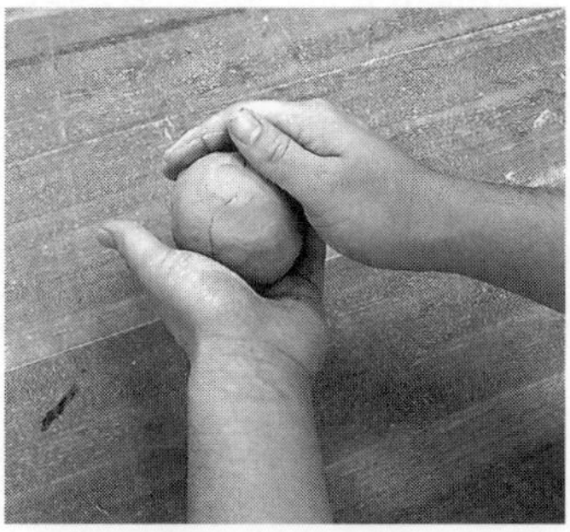

図38　丸くする

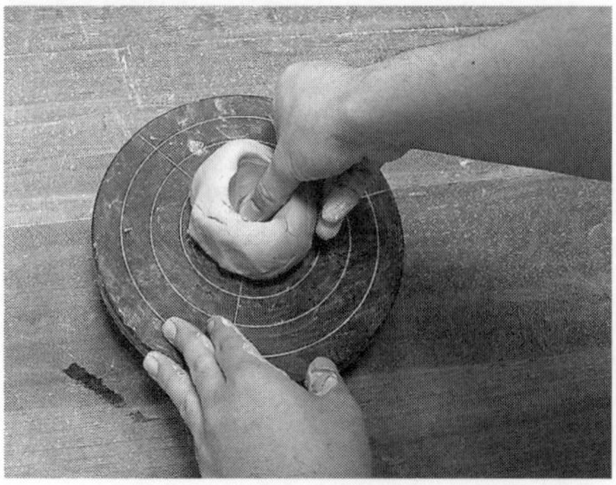

図39　広げる

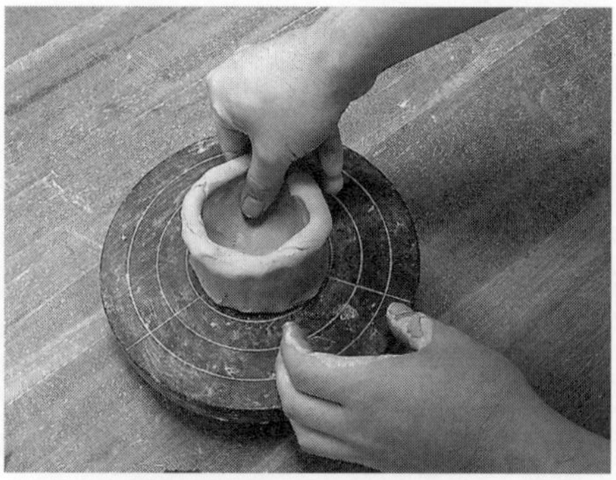

図40　締めながら形を作る

● 陶　　芸 ●

ストロー差し付きコップを使用した症例

◆症例紹介： 72歳男性．10年前にパーキンソン病を発病．今回，脳出血により左片麻痺と重度の高次脳機能障害を呈した．振戦増悪もあって姿勢保持や上肢操作が困難となる．なんとかスプーンを操作して食事の自力摂取は可能であったが，コップの把持が困難で大好きなお茶を自力で飲むことはできなかった．また，食事時には左側の食べ残しが目立った．

◆目的： 何一つ自分でできないことにより意欲低下を引き起こし臥床傾向にあった．嚥下状態は良好であることから，ストロー差し付きのコップ（内容量200 ml程度）をセラピストと共同で作製し，食事や定時の水分補給（200 ml）が自力で行えることを目指した．

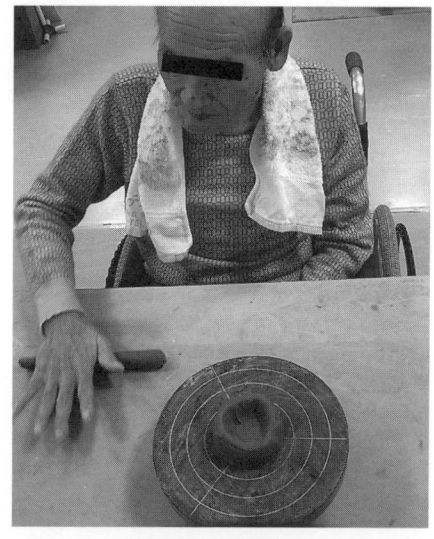

図41　作製風景

◆経過： 元々は鉄筋工の職人であったため，もの作りへの意欲は高かった．重度の左側空間失認や注意集中困難などがあったが，徐々に作業への集中が可能となり，左側への認知も促されてきた．

◆結果： 食事時の左側の食べ残しは軽減されると共に，大好きなお茶が自分で飲めるようになったことで，日中も新聞を読みながらお茶を飲むなど離床時間が延長してきた．また，一日何杯飲んだかによって，水分補給量もすぐに分かるため，大変重宝されている．現在，他患者と冗談を交えて会話をしながら，今回の作品の改良に向け積極的に加わっている．

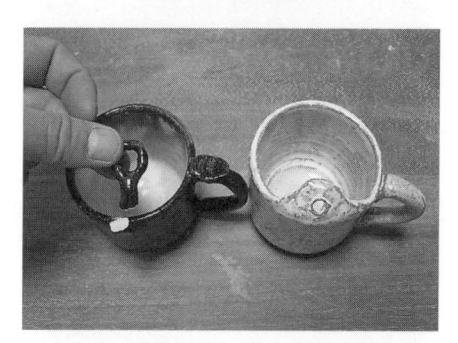

図42　初回作品（左）と改良作品（右）

◆ポイント： 活動制限の多い症例でも，自分専用のコップを通して自己の能力を最大限発揮して生活できるようになったこと．また，コップ作りを通して，障害を乗り越えようとする強い気持ちが生まれてきたこと．

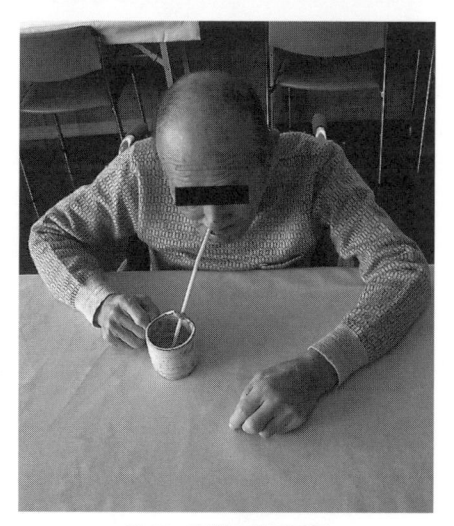

図43　実際の使用風景

● 陶　芸 ●

工程	使用道具・材料	作業工程・キーポイント
Ⅳ 形づくり　Ⅳ-❶ 大まかな形を作る	手回しロクロ コテ・ヘラ各種 水 容器（洗面器）	⑮ **土をつまみ，締めながら直径7cm 高さ10cm 程度まで広げていく．** ※この後の工程で作品を広げたり削ったりしていくため，この時点では腰から口にかけて示指より少し細いぐらいの厚みを維持しておく． ⑯ **コテを下から上にあて，表面の凹凸をならし，厚みを整えていく**（図44）． ※内側に手を添えて外側にコテをあてると歪みが防げる． ※基礎を玉つくりで行い，指跡を残す場合は省略する． ※⑮・⑯は慣れれば必要なくなるが，初心者はこうすることで作りやすくなる．
Ⅳ-❷ 形を整える	手回しロクロ コテ・ヘラ各種 水 容器（洗面器）	⑰ **ロクロを回し，水をつけた指またはコテとヘラで形を整えていく**（図45，46）． ※内側成形時に水を使いすぎると底に水が溜まり，ひび割れの原因となってしまうため，水は少なめにつける． ※立位両手で行う場合は両脇を締め，前腕部を体幹で固定して作業すると手ぶれが防げる．座位で行う場合は片手の前腕部を台で固定し拇指の腹で形を整えるとやりやすい．またもう一方の手を拇指に添えることで安定性は高まる．

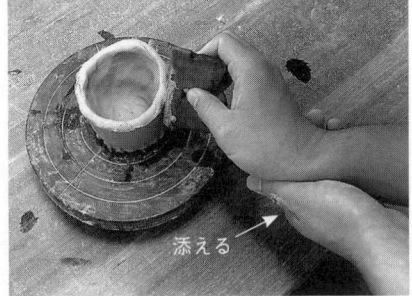

図44　コテで凹凸をならす

図45　コテで整える

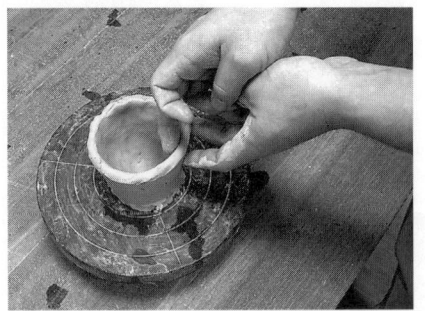

図46　指で整える．慣れれば拇指と示指もしくは中指の対立位での作業も楽になってくる．この際の作業肢位はヘラやコテを用いる場合と同様で良い．

● 陶　芸 ●

治療的観点，作業の工夫と段階づけ

■**工程Ⅳ-❶の注意**：初心者の場合はこの工程を省略するとⅣ-❷の作業自体が難しくなり時間もかかる．片麻痺などにより両手作業が困難で⑯の作業で作品が歪んでしまう場合は，セラピストが介入しておく方が良い．

■**作業肢位の工夫**：立位で行う場合は，前方の作業台によりかかるようにして立つと，作品の内側が見やすくなり，成形しやすい．
　座位で行う場合は，机の高さを低めのものに調整することで内側が見やすくなる．

■**片手作業への工夫**：まずはしっかりとロクロを回し，それからあわてずに作業すると良い．
　▶座位で行う：机上に台を置き，その上にコテやヘラを持った非麻痺側上肢の前腕遠位部を固定して作業することで，作業時の手ぶれが改善される（図47）．
　▶立位で行う：コテやヘラを持った非麻痺手の脇を締め，前腕部を腹部に押し付けるようにして作業することで，同様に手ぶれが大幅に改善される（図48）．
　柄ゴテは柄が長いため握りやすく，握力低下をきたした患者や片手作業では重宝する．作品の内側を整える際は柄ゴテを使うことを勧める．この際，麻痺手を補助手とするかどうかは陶芸の実施目的に照らし合わせ判断する．

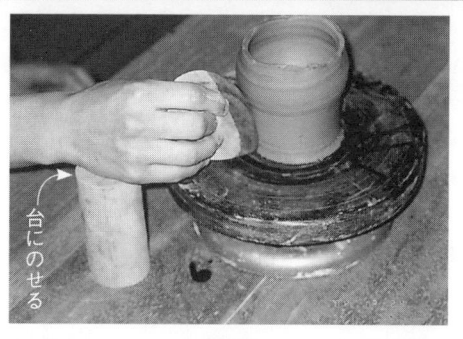

図47

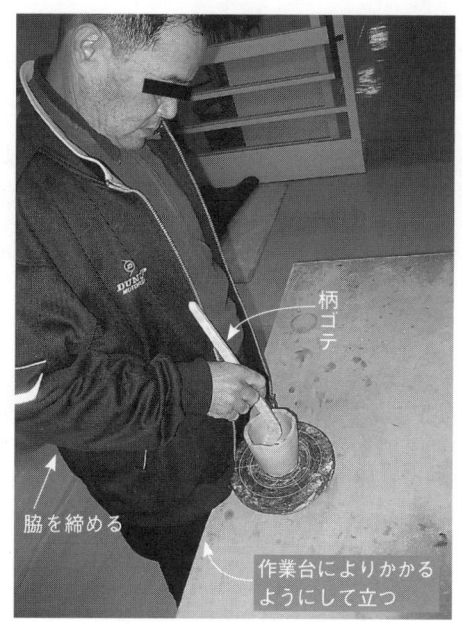

図48

● 陶　芸 ●

工程	使用道具・材料	作業工程・キーポイント
Ⅴ 形の仕上げ　Ⅴ-❶ 削って形や厚みの微調整をする	手回しロクロ かんな・ヘラ各種 弓	⑱ **ロクロを回し，かんな・ヘラで作品の内側と外側を削り，全体の形や厚みを整えていく．** ※まずは内側を削って円形とし（図49），その後厚みを測りながら外を削るとやりやすい（図50）． ※作業工程⑨や⑰と同様に対処すると手ぶれやひび割れが防げる． ※作品の厚みは個人の好みによるが，釉薬を掛けて本焼きをすると厚みが増すため，この時点での厚みを3〜5 mmにすると良い． ⑲ **ロクロを回し，弓で飲み口の部分を10〜11 cm程度の高さに切る**（図51）．
Ⅴ-❷ 腰から口縁の部分を仕上げる	手回しロクロ 仕上げゴテ ヘラ 弓 セーム皮	⑳ **形の最終調整を行う．** ロクロを回し，指またはコテで，直径は7 cm程度で高さは10〜11 cm程度になるようにする． ㉑ **表面を滑らかにする．** ロクロを回し，指やコテ，ヘラ，またはセーム皮で口縁や内側と外側の凹凸やざらざらした削り痕を滑らかに整えていく（図52）． ※口縁を整える際は，ロクロを回し，折り曲げたセーム皮で口縁を挟み押さえるようにして整えると高さや形が一定となり，出来上がり時の飲み口が滑らかとなる．

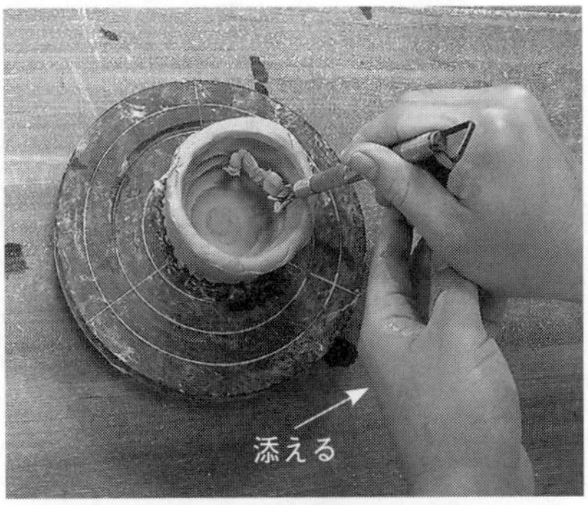

図49　内削り

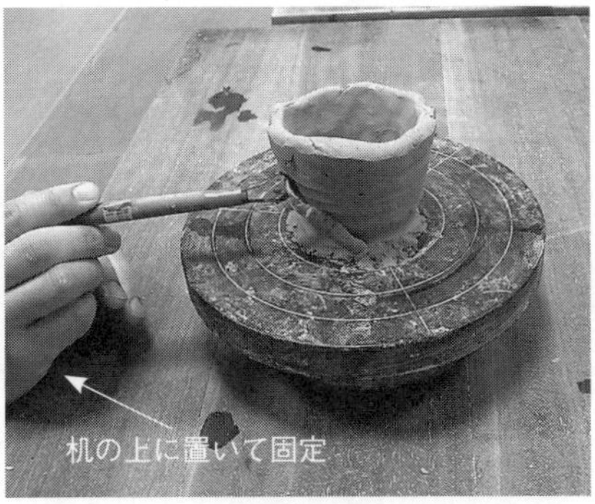

図50　外削り

● 陶　芸 ●

治療的観点，作業の工夫と段階づけ

■**片手作業への工夫**：工程Ⅳを参照．

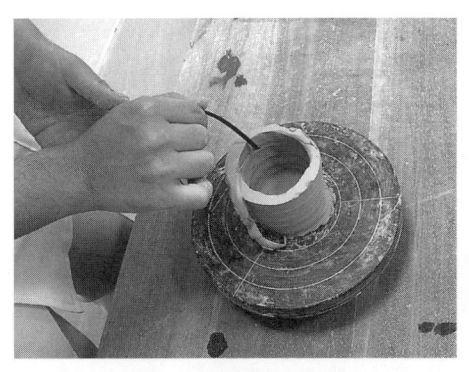

図51　弓で飲み口を切る　　　　　図52　セーム皮仕上げ

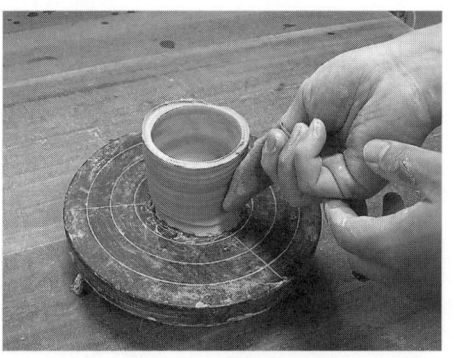

主婦という役割獲得のきっかけとして陶芸を導入した症例

◆**症例紹介**：　44歳女性．主婦．脳卒中（右片麻痺）発症による喪失感と上肢機能回復への執着から，能力的には到達可能な家事動作に全く意欲を示さず，機能訓練への希望のみが強かった．

◆**導入**：　妻として母として，家族のことが気がかりである．長い入院生活で家族と疎遠になって寂しいといった発言も聞かれた．そこで，家族との一体感を高めるため，まずは子供と夫，自分のコップを作ることを提案し受け入れられた．

◆**経過**：　試験外泊時，完成したコップを家族から褒められたといって非常に喜んでいた．その後，徐々に料理を意識できるような食器作りへと発展させ，その食器に合うような簡単な料理を作るなど，家事導入へのきっかけとした．

◆**結果**：　上肢機能への不満感などに対する発言は減少し，自宅復帰に向けて本格的に炊事訓練に取り組むようになった．また，それにともなって，掃除などの家事全般に対する意欲も向上し，無事，自宅退院となった．
現在も当院で作った食器に料理を盛って家族との団欒を楽しんでいる．

◆**ポイント**：　家族との一体感を持つことで本人が安心できたこと．実用性の高い陶器の食器を作ることで炊事訓練へうまく導入でき，本人のデザイアをニーズへと具現化できたこと．

● 陶　芸 ●

工程	使用道具・材料	作業工程・キーポイント
Ⅵ　高台を作る	手回しロクロ かんな ヘラ各種 柄付針金	㉒　㉑で作ったものを，持っても歪まず，軽く押してへこむ程度まで乾かす． ㉓　底を柄付針金で切り離してロクロから外す． ㉔　器をひっくり返して手回しロクロの中心部にのせ，周囲をうずらの卵大の粘土3〜4個でしっかり固定する． ※作品をロクロの中心にのせる際，横や上から確認すると分かりやすい． ※作品が多数の場合はシッタの使用を勧める（p.99，図14参照）． ㉕　ロクロを回し，㉔の底の部分に線抽ベラで直径3cmと4cmの二つの円を描く（図53）． ※慣れればこの作業工程は省略できる． 粘土で固定 図53　高台となる線を描く ㉖　ロクロを回し，Ⅲ-❶の⑧で覚えておいた底の厚みを参考に，小円の内側と大円の外側をヘラやかんなを用いて厚み5mm程度まで削る（図54，55）． ※作品の固定を外し，底の厚みを確認しながら削っても良いが，何度も外して中央に固定し直すのは手間がかかる．習熟すれば，指ではじいた音で確認することも可能である．
（装飾・生化粧をする）	化粧土 刷毛・くし・ 　たたき板，他 かんな各種	※この時点で彫りやくし目などの装飾を施すことも可能である．また，象嵌や掻きおとしなどの生化粧もここで行う．

● 陶　芸 ●

治療的観点，作業の工夫と段階づけ

■**片手作業の工夫**：作業工程㉓では，柄付針金の一方をセラピストがロクロに押し付けるように固定し，他方を患者が持って円を描くように針金を回しながらロクロから切り離す．

■**作業工程㉔の注意**：片手作業や振戦がある場合は，作品の固定が困難なことが多い．このためセラピストが随時介入すると良い．

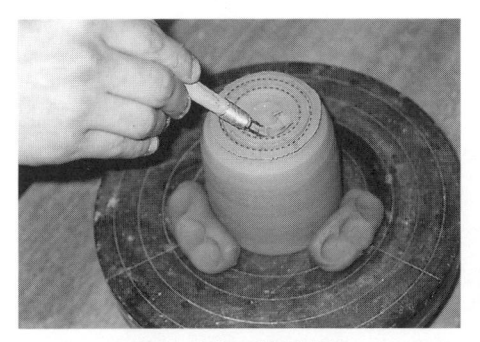

図54　高台の内側を削る　　　　　図55　高台の外側を削る

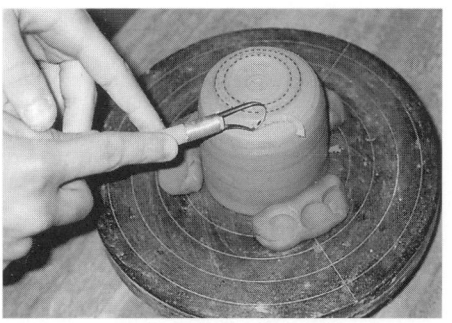

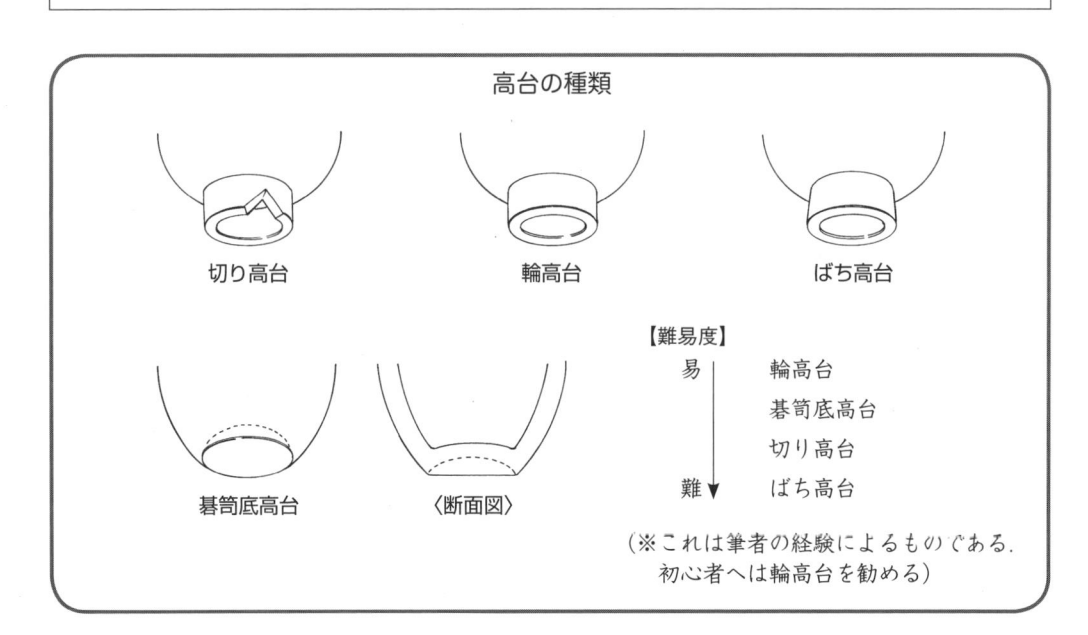

高台の種類

切り高台　　　輪高台　　　ばち高台

碁筒底高台　　〈断面図〉

【難易度】
易　　輪高台
　　　碁筒底高台
　　　切り高台
難▼　ばち高台

（※これは筆者の経験によるものである．
　初心者へは輪高台を勧める）

● 陶　芸 ●

工程	使用道具・材料	作業工程・キーポイント
Ⅶ　乾燥させる	ビニール袋	㉗ **成形後，3日程度陰干しをした後，天日の下で1日乾燥させる**（図56）. ※湿ったままの陶器を焼くと，一気に水分が蒸発して急激に縮み，作品がひび割れてしまう. ※乾燥にかかる時間は作品の大きさによって変わるが，良く乾燥させた方が間違いは少ない. ※大きい作品では均一にゆっくりと乾燥させる目的でビニール袋をかぶせると良い．花びんなどの筒物はそのままかぶせるが，皿の場合は袋の中央に数cmの穴をあけておくことで皿の縁と中央部の乾燥をバランス良く行うことができる. ㉘ **乾燥させた後，余計な粘土を指で取り払う.** ※作品にこびりついた余分な粘土は素焼き後にはなかなか取れなくなり，本焼き後には釉薬がついて刃物のように鋭くなってしまい怪我の原因となるため，取り除く.
Ⅷ　窯入れをする	窯 棚板 支柱	㉙ **棚板の上に乾燥させた作品をのせ，棚が一杯になったら支柱を立て**（p.123，図63参照），**その上に再度棚板をのせて作品を積み上げる**（図57）. ※素焼きは作品同士を重ねて焼いても良いが，薄い器は重ねすぎると自重でひび割れるため枚数に注意する.
Ⅸ　素焼きをする（白化粧を行う・下絵を描く）	Ⅷに同じ 白化粧土 乳鉢 筆 下絵の具 転写紙 水	㉚ **温度や時間を設定し，素焼きをし，取り出す.** ※温度や時間設定の目安および素焼き時の留意点はp.103を参照. ※白化粧を行う場合，この時点で行う. ※下絵付けを行う場合，この時点で行う.

● 陶　芸 ●

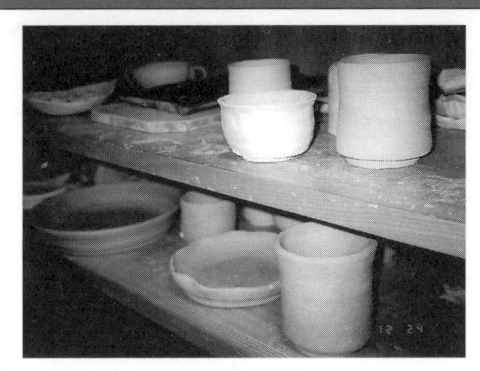

治療的観点，作業の工夫と段階づけ

図56　乾燥

■**工程Ⅷでの注意**：棚板は1枚約5kgあるため，患者の安全性や作品の破損を考慮に入れ，慎重に取り扱う．
また，中腰での力作業となるため，患者への負担なども考慮する必要がある．

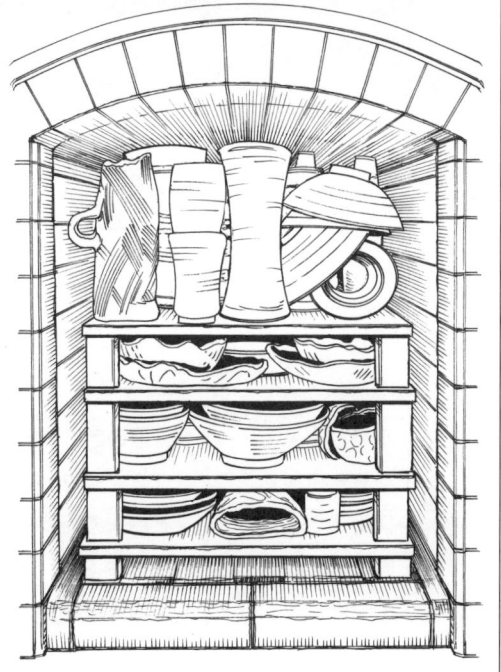

図57　素焼き時の窯入れ．下から上までぎっしり作品を並べる．支柱はどの段も同じ位置に置く．

白化粧の手順

①撥水剤を底に塗る．

②白化粧する．

③スポンジで，出っ張った部分の化粧土をこすりおとし，模様をはっきり出す．

④釉薬の中をくぐらせるようにかける．

⑤指でふさがれていた部分にも忘れずに釉薬をかける．

⑥本焼きして完成．

下絵付けのポイント

①呉須や弁柄などは，でがらしの日本茶で溶くと下絵の具をよく素地に定着させることができる．

②絵の具で下絵を描く前に，薄い鉛筆で軽く下絵を書くと良い．ただし，強く書くと釉薬をはじく可能性もあるため注意が必要である．

③下絵は何度か重ねて描くことができるが，顔料が厚くなりすぎると本焼きの時に釉薬をはがしてしまうため注意が必要である．下絵付け後の釉薬は，透明感のあるものでないと下絵が出ないことがある．

● 陶　芸 ●

工程	使用道具・材料	作業工程・キーポイント
Ⅹ 施釉 Ⅹ-❶ 撥水剤をつける	筆 撥水剤	㉛ **高台その他釉薬がついてほしくない場所に筆で撥水剤をつける**（図58）. ※一度に多くつけると器まで流れてしまうため，少量ずつ重ねづけをする. ※仮に器まで流れてしまったら，サンドペーパーで表面を削り，削りカスをスポンジで水洗いする.
Ⅹ-❷ 施釉する	筆 釉薬各種 柄杓 陶芸用スポイト 霧吹き 乳鉢・乳棒 釉バサミ 水	㉜ 器のほこりをよく払ってから，陶芸用スポイトや霧吹き，釉バサミ，柄杓，刷毛，筆などを用いて施釉する. ※粉末の釉薬の場合は乳鉢で細かくすりつぶしながら水で溶き，施釉する. ※撥水剤をつける筆と施釉で用いる筆は別のものを用意する. ※一度水洗いをした素焼き品は，しっかり乾かさないと，施釉時に色むらとなってしまうため注意する.
Ⅹ-❸ 施釉後の処理	スポンジ アルミナペーパー または 　アルミナ粉 筆 水 容器（洗面器）	㉝ **本焼きで釉薬が垂れて，器と棚板がくっつかないように，底などについている釉薬は，水をつけたスポンジ等で落とす**（図59）. ※施釉した器を持った後，次の器を持つ際には，釉薬が他の器につかないように，頻回に手を拭くことが重要. ※ぎりぎりまで施釉したり，二重掛けするなどして釉薬が垂れそうな場合はアルミナペーパーを敷くことで棚板に釉薬が垂れてしまっても棚板と作品が外れやすくなる（図60）.高台にツメをつけて棚板にくっつかないようにする方法もある（図61）.
Ⅺ 窯入れをする	窯 支柱 棚板	㉞ **棚板の上に，同じ高さの作品同士をくっつかないように並べる**（図62）. ※棚が一杯になったら支柱を立て（図63），その上に棚板を重ねて作品を同様に並べる.

● 陶　芸 ●

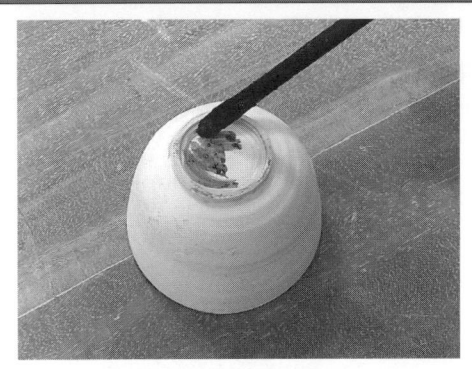

治療的観点，作業の工夫と段階づけ

図58　撥水剤をつける

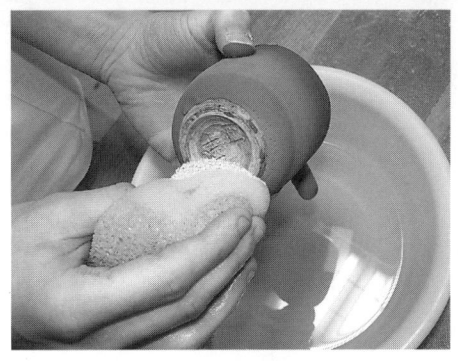

図59　スポンジで底を拭く

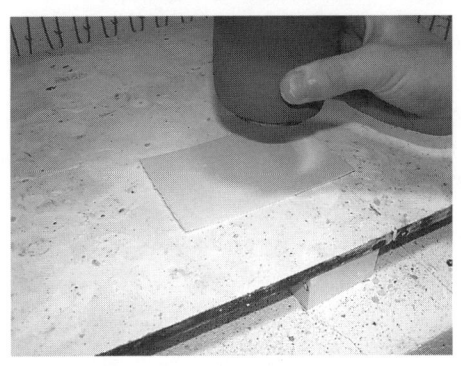

図60　アルミナペーパーを敷く

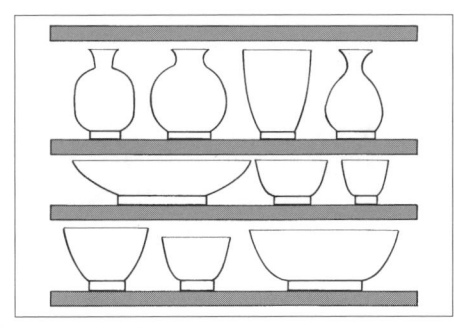

図62　窯入れ．棚ごとに大きさを揃え，すき間は均一にする．作品の間は数cmあける．

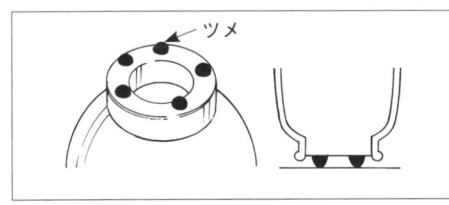

図61　ツメをつける（焼成後，カンナで取り除きヤスリをかける）．

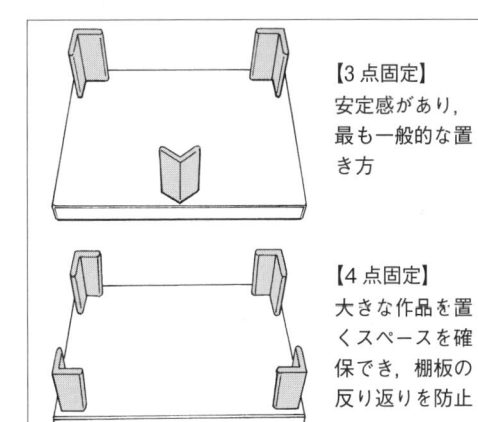

【3点固定】
安定感があり，最も一般的な置き方

【4点固定】
大きな作品を置くスペースを確保でき，棚板の反り返りを防止

図63　3点固定と4点固定

■**工程XIでの注意**：工程VIIIを参照．
　素焼き時の窯入れと違い，作品同士の位置関係が複雑となるため，慎重に取り扱う．

工程	使用道具・材料	作業工程・キーポイント
XII 本焼きをする	Xに同じ	㉟ **温度や時間を設定し，本焼きをする．** ※温度や時間設定の目安および本焼き時の留意点は p.103 を参照． ※一般的に市販されている釉薬は約 1200 度で十分に効果を発揮できるが，窯の中の湿度などの状態によって発色が変化することがあるため，最も好ましいのは一度の焼成に際し，同じ焼成温度の釉薬ごとにまとめて行うことである．
XIII 窯出し	ドライバーまたはタガネ ハンマー アルミナ粉 筆	㊱ **室温程度まで十分に温度が下がったら窯を開け，作品を取り出す．** ㊲ **作品を棚板から取り外す** 棚板と器がくっついてしまっている場合は，棚板を固いもので軽く叩くと外れることがある（図 64）．外れない場合はドライバーやタガネを用いる（図 65）． ※棚板についた釉薬のカスや土片をタガネなどでしっかりと落とす．棚板の表面が凸凹している場合は，アルミナ粉を水に溶いた液で棚板の表面を補強し，次の焼成に備える．
（上絵付け）	乳鉢 筆 上絵の具	※上絵付けを行う場合，ここで行う．
XIV 畳付を整える	サンドペーパー	㊳ **畳付をサンドペーパーなどでこすり滑らかにする．** ※出来上がった作品の畳付の部分は，そのままだと食台など家具を傷つけてしまう心配がある． ㊴ **完成．**

● 陶　芸 ●

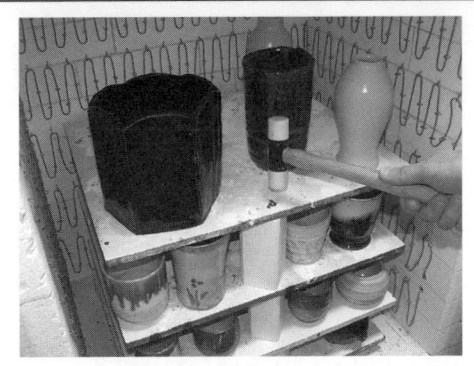

治療的観点，作業の工夫と段階づけ

図64　棚板を軽く叩く

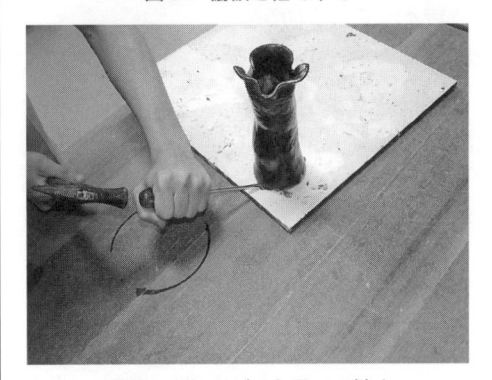

図65　ドライバーを用いて外す

■**作業工程㊲での注意**：タガネやドライバーを用いて器を取り外す場合，本焼きをして焼き締まった粘土（高台部分）よりも融けて固まった釉薬の方が硬いため，強く叩くと釉薬ごと高台も割れてしまう危険性がある．弱い力でコツコツと周囲をまんべんなく叩き，まずは棚板から釉薬をはがす．その後グラインダーを用いて器の高台に付いた余分な釉薬を削っていくと高台は無傷のままで残り，器として使用可能な場合がある．

本工程は，患者が当初思い浮かべていた作品を最初に手に取る感動の瞬間である．作品と棚板がひっついていた場合，患者の作品に対する思い入れや心理状態に配慮しつつ，セラピストが慎重に取り外すことを勧める．

患者みずからが取り外す作業で，高台が欠けたりひびが入ったりする場面を直接体験することは，自己能力の否定につながりかねない．

「はじめに」で述べたように，セラピストはひび割れた作品であっても多様な使用方法を提供し，失敗体験を与えないよう配慮することが欠かせない．

■**作業肢位の工夫**：サンドペーパーで畳付を整える作業はエプロンを着用する．片手作業の場合は，椅子に座った状態で大腿部の上で作業すると衣服の汚れを最小に留め，作品の落下回避となる．両手動作が可能な場合は机上にタオルなどを敷き，その上で作業すると作品をいためず行いやすい．

● 陶　芸 ●

参考文献

1) 南雲　龍：陶芸—製作と知識のすべて　改訂増補版　上巻・下巻．日貿出版社，1998．
2) 梅村晴峰：作り方がわかる陶芸入門—焼き物の種類と土の練り方から焼成まで．日本文芸社，1998．
3) 季刊「炎芸術」編集部・編：陶芸"裏技"マニュアル　はじめての窯と焼成篇．阿部出版，1998．
4) 日本作業療法士協会・編：作業・その治療的応用．協同医書出版社，1998．
5) 中辻良仁，他：陶芸の新しい成形法「本谷作り」の紹介．作業療法 18（特別号）：403，1999．
6) 五十嵐市世，他：陶芸の新しい成形法「本谷作り」を導入して．作業療法（特別号）18：158，1999．
7) 矢野高正，他：身障領域における陶芸の有用性．作業療法 20（特別1号）：593，2001．
8) 矢野高正，他：陶芸活動の有用性．作業療法 21（特別号）：613，2002．
9) 林　純子，他：陶芸教室における障害高齢者の主体的な取り組みを引き出す試み．作業療法 21（特別号）：612，2002．
10) 成美堂出版編集部・編：はじめての陶芸．成美堂出版，2002．
11) 日本作業療法士協会・編：作業—その治療的応用　改訂第2版．協同医書出版社，2003．

編著者

岩瀬　義昭（鹿児島大学大学院保健学研究科，作業療法士）

著　者（五十音順）

浅沼　辰志（東京医療学院大学保健医療学部，作業療法士）

佐藤　浩二（湯布院厚生年金病院リハビリテーション部，作業療法士）

基礎作業学実習ガイド
―作業活動のポイントを学ぶ―

ISBN4-7639-2113-4 　　　定価はカバーに表示
2005年6月30日　第1版第1刷発行
2014年2月14日　第1版第6刷発行

編著者　　岩瀬義昭 ©
著　者　　浅沼辰志，佐藤浩二 ©
発行者　　木下　攝
発行所　　株式会社　協同医書出版社
　　　　　〒113-0033　東京都文京区本郷 3-21-10　浅沼第 2 ビル 4 階
　　　　　phone：03-3818-2361　　fax：03-3818-2368
　　　　　URL：http://www.kyodo-isho.co.jp/
　　　　　郵便振替：00160-1-148631
D T P　　Kyodoisho DTP Station
印　刷
製　本　　株式会社　三秀舎

JCOPY〈(社)出版者著作権管理機構 委託出版物〉

本書の無断複写は著作権法上での例外を除き禁じられています．複写される場合は，そのつど事前に，(社)出版者著作権管理機構（電話 03-3513-6969, FAX 03-3513-6979, e-mail: info@jcopy.or.jp）の許諾を得てください．

本書を無断で複製する行為（コピー，スキャン，デジタルデータ化など）は，「私的使用のための複製」など著作権法上の限られた例外を除き禁じられています．大学，病院，企業などにおいて，業務上使用する目的（診療，研究活動を含む）で上記の行為を行うことは，その使用範囲が内部的であっても，私的使用には該当せず，違法です．また私的使用に該当する場合であっても，代行業者等の第三者に依頼して上記の行為を行うことは違法となります．